24 10/92

W0298369

MÉDECINE PRÉDICTIVE
UN FANTASTIQUE ESPOIR

DU MÊME AUTEUR

Migraines et Maux de tête
éditions M.A., 1983

Stress et Spasmophilie
éditions M.A., 1985

Dr ALAIN CORNIC

MÉDECINE PRÉDICTIVE

UN FANTASTIQUE ESPOIR

Albin Michel

« Médecine ouverte »
Collection dirigée par Mireille Ballero

Déjà paru :

UTILISER
LES PLANTES MÉDICINALES
A BON ESCIENT
par le Dr Roger Moatti

© Éditions Albin Michel S.A., 1990
22, rue Huyghens, 75014 Paris.

Tous droits réservés. La loi du 11 mars 1957 interdit les copies ou reproductions destinées à une utilisation collective. Toute représentation ou reproduction intégrale ou partielle faite par quelque procédé que ce soit — photographie, photocopie, microfilm, bande magnétique, disque ou autre —, sans le consentement de l'auteur et de l'éditeur, est illicite et constitue une contrefaçon sanctionnée par les articles 425 et suivants du Code pénal.

ISBN 2-226-03889-2

Sommaire

Remerciements

Quelques personnes ont marqué mon cheminement médical et mon raisonnement actuel :

Le docteur Dain, anonyme généraliste du fond du Perche, qui m'a « forcé » à apprendre la médecine générale sur le tas, et me l'a fait aimer comme seuls les généralistes peuvent le faire, avec dévouement et servitude. Même si nos chemins se sont séparés depuis, qu'il soit remercié de tout ce que je lui dois.

Le professeur Lucien Israël, qui représente certainement l'archétype du médecin de demain avec ses connaissances médicales pluridisciplinaires, sa boulimie de recherche permanente, son besoin du contact avec les patients. Il est surtout le seul en France à avoir osé l'enseignement « général et pratique » de la cancérologie moderne. Je le remercie, élève d'une promotion, d'avoir réorienté mes choix de médecin vers cette médecine tous azimuts qui est si passionnante.

Et surtout, l'ami de plusieurs années, le biologiste André Burckel, avec qui j'ai passé de si longues semaines de réflexion pour sortir le profil protéique du tombeau hospitalier où il mourait doucement ! Il m'a appris la biologie, je lui ai raconté la médecine, et nous avons fait avancer la biologie de terrain avec ce fameux « profil protéique », mais également l'immunité cellulaire, le typage des HLA ; tous les deux, aidés depuis quelque temps par les membres de l'ARPA et surtout le docteur D. Blet, nous avons également développé quelques techniques de thérapeutiques immunitaires. J'ai redécouvert avec André Burckel la valeur intellectuelle du binôme qui s'est créé « parce que c'était lui, parce que c'était moi ».

Enfin, ce travail n'aurait jamais été réalisé sans le soutien tendre et moral d'Hélène.

Introduction

L'homme arrive sur terre avec une valise.

En débarquant du train maternel, le nouveau-né a dans son bagage toutes ses prédispositions pathologiques : selon chacun, quelques possibilités de maladies méchantes, ou une foule de petits maux...

En aucun cas cette valise n'est la maladie.

Fermée par plusieurs serrures, elle ne peut s'ouvrir que si différentes clefs appropriées interviennent les unes après les autres. Ces clefs permettant l'ouverture peuvent être :

— des agressions bactériennes ou virales ;
— des chocs psychologiques, le stress ;
— une opération chirurgicale avec anesthésie générale ;
— un accident ;
— la prise de certains médicaments ;
— les suites de vaccinations...

Une fois la valise ouverte, encore faut-il que la boîte dans laquelle sommeille la maladie laisse à son tour s'échapper celle-ci. Et ce n'est pas tout : même libérée, la maladie n'a qu'une chance sur quatre de se développer, si les chromosomes de l'individu le permettent !

Il est passionnant d'étudier les possibilités à la disposition de tout médecin pour éviter que les prédispositions d'un être humain ne finissent par se réaliser, et pour le protéger au mieux afin qu'il échappe aux multiples agressions dont son organisme est l'objet.

Cette approche passe obligatoirement par l'étude du

« terrain » — qui porte aussi le nom très scientifique de *phénomène physiopathologique.*

Ce terrain exprime les possibilités ancestrales ou acquises, tant dynamiques que statiques, biologiques et immunologiques, qu'a notre organisme de se défendre contre tous les agresseurs, ou d'en tolérer certains, ou encore d'être incapable d'éliminer un antigène étranger quel qu'il soit. Il s'agit d'établir, grâce aux récentes techniques proposées à la médecine, la probabilité qu'a tel individu de développer telle ou telle maladie. Cette valeur attribuée à l'individu est nouvelle et, quoique logique, bouleverse les mœurs médicales occidentales.

Que sont les idées novatrices dans le royaume de la médecine classique concernant cette notion de terrain ?

L'imagerie médicale (radiographie, échographie, etc.), la biologie, la génétique permettent et doivent être utilisées pour une meilleure définition de la personne à traiter.

— Le radiologue et l'échographiste observent le corps au travers d'un écran ou de photographies statiques.

— Le biologiste voit la vie profonde de l'individu et note les caractères évolutifs bénéfiques ou destructeurs.

— Le généticien décèle les prédispositions à faire certaines maladies en fonction des chromosomes de l'individu.

— La biologie moléculaire mélange les genres de la biologie et de la génétique pour être à même d'étudier l'extraordinaire diversité de l'hérédité, les lois de la transmission, afin de connaître les susceptibilités d'exprimer telle pathologie plutôt que telle autre. L'ennuyeux pour les défenseurs de cet abord de la médecine est que l'appel de la pathologie est enregistré *avant* que la maladie ne soit !

Se fait donc jour la notion d'intervention médicale précédant le signe habituel de la maladie : c'est la MÉDECINE PRÉDICTIVE, par opposition au traitement de la maladie une fois établie ; et pourtant nous, médecins, sommes formés et rodés pour ne pratiquer que cette médecine tardive ! Nos dirigeants et notre système de couverture sociale donnent la priorité au traitement quand seul l'aveugle ne voit pas l'énormité du mal. Il faut *suivre* l'évolution (en restant derrière pour suivre...) et non pas *prévenir !* Attention danger, pour les malheureux isolés qui tentent par souci médical de contrevenir à cette règle.

Actuellement, l'enseignement à la Faculté est trop compartimenté pour que le médecin puisse aborder l'individu dans son ensemble. C'est pour le moins ennuyeux pour les patients. En effet, il faudra que le médecin, après quelques années d'exercice, prenne conscience de ce manquement dans sa formation et accepte de limiter ses temps libres pour courir après un enseignement qui n'a pas encore sa place à la Faculté. Cet aspect non officiel ouvre malheureusement la porte à tous les abus et toutes les incongruités, à toutes les inconsciences et tous les mauvais raisonnements.

Qu'en est-il des possibilités de ces médecines dites parallèles, naturelles, voire douces, de protéger et de prendre en charge les composantes particulières de chaque individu ?

Les deux grands représentants que sont l'homéopathie et l'acupuncture ont leur propre définition du terrain. Les termes et la philosophie employés n'ont rien à voir avec le côté scientifique de l'évolution actuelle de la médecine. Cela dit sans jugement de valeur...

L'homéopathe se penche sur le « *similia similibus curentur* », c'est-à-dire le semblable (*similum*) pouvant déclencher la maladie qu'il se doit aussi de guérir. Il traite le malade après étude de tous les symptômes physiques et psychiques, objectifs et subjectifs, considérant ainsi le patient dans sa totalité. C'est une tentative honorable et originale de faire « la médecine de la personne » comme a pu le dire Hahnemann, père de l'homéopathie, dans *La Doctrine homéopathique ou Organon.*

L'acupuncteur définit l'individu sur des valeurs énergétiques circulant dans des canaux appelés méridiens parsemés de points clés, les points d'acupuncture, sans réalité anatomique visible, mais suivant une logique très rigoureuse.

Y a-t-il des liens ou des points de rencontre entre ces sciences semblant aux antipodes l'une de l'autre, mais traitant la même entité humaine ? Le public médiatisé à outrance peut-il encore faire la différence entre le spectacle miracle de ces médecines « autres » et le grand spectacle actuel de la médecine officielle ?

La biologie de pointe qui défraie régulièrement la chronique passe mal le cap du cabinet médical, et voit peu de retombées thérapeutiques en pratique quotidienne ! Pourquoi un tel monde entre la révolution permanente de la recherche et la prescription médicale ? Cette discordance fait le lit des médecines différentes, qu'elles soient novatrices et de grande valeur ou parfois malheureusement charlatanesques.

Pourquoi la médecine officielle refuse-t-elle de s'intéresser à une véritable entité biologique humaine ? Est-il si difficile pour un médecin généraliste titulaire d'un diplôme qui était encore respecté les décennies précédentes, de faire un effort humain et intellectuel en modifiant sa vision figée de la maladie (telle qu'il l'a apprise en faculté), pour faire des études corrélées des différents aspects de l'individu à prendre en charge, ou veut-il se complaire dans ce rôle qui lui est désormais dévolu d'aiguilleur vers des spécialistes ?

Qu'en est-il de ces progrès thérapeutiques dont on nous rebat les oreilles avant de nous rabattre la joie de faux espoirs ? Un médicament miracle anti-SIDA... Le temps de passer à la télévision et ce même miracle n'est plus ! Traitement révolutionnaire en cancérologie : gain de 50 % de survie ! Traduisez : survie passant de 6 à 9 mois ! Pourquoi tant de publicité lavée artificiellement de toute honte ? Nos chercheurs valent mieux que ces articles frôlant le scandaleux. Le public ne s'y trompe que peu ; il se tourne de plus en plus vers des soins plus personnalisés lui semblant plus naturels ; malheureusement, plus rien dans cette quête ne l'oriente, si ce n'est le chant des sirènes.

Où sont les véritables espoirs de la recherche et de la novation ? Comment ne pas s'égarer dans la brousse des possibilités phénoménales qu'offre le monde de la médecine dite parallèle ? Notez bien l'adjectif « dite ». La médecine dite officielle mélangerait-elle sciemment le bon grain et l'ivraie de ce qui lui échappe, au point de ne plus faire (ou vouloir faire) la différence entre des thérapeutiques efficaces qui parfois échouent, et tout un monde de la (patamédecine » qui ne doit pas être systématiquement rejeté ?

Pourquoi écarter aveuglément toute possibilité thérapeutique parce qu'elle ne sort pas du creuset de nos chers établissements hospitaliers ?

Si le présent essai pouvait répondre à toutes ces questions, il s'appellerait la Bible. Il n'en sera rien, car personne ne détient la vérité. Simplement, le bon sens et la juste mesure doivent nous gouverner. Il en est de la médecine comme de l'agriculture et du respect de l'écologie forestière. Le plus appelle le moins ou l'opposé ; doper un processus n'est pas forcément le plus sûr moyen de le dynamiser ; en revanche, faire passer une information qui lui permettra de se surpasser, c'est possible. L'immunologie nous le prouve en médecine. La notion de *terrain* voit enfin, par les progrès de cette discipline, alliés à ceux de la génétique et de la biologie, se dessiner ses propres contours. Cette entité hier encore floue montre ses possibilités *prédictives* (pathologie à prévoir), *évolutives* (état exact de la maladie), *curatives* (suivi précis de l'impact thérapeutique), possibilités établies sur des valeurs scientifiques reconnues.

Définir et connaître le **soi biologique** de chaque patient, tel est le but que chaque médecin devra s'efforcer d'atteindre. Le soi biologique d'une personne est la capacité des constituants de son organisme de se reconnaître comme faisant partie d'une même unité. La non-reconnaissance de ce « soi », due à un trouble déterminé, permet à la maladie de se développer.

PREMIÈRE PARTIE

Le terrain, ce méconnu

CHAPITRE 1

L'abord du terrain en médecine classique

Une première révolution médicale due à Ambroise Paré, au cours du XVIe siècle, permit d'espérer limiter la souffrance et les pertes « opératoires » lors des amputations de membres pour blessures de guerre d'abord, et toutes les autres ensuite. Ce barbier non médecin, mais « simplement » chirurgien, qui ne pouvait inventer sans expérimenter, dut pourtant surmonter de nombreux obstacles pour avoir le droit d'examiner des cadavres au temps où le don de son corps à la médecine n'était pas envisageable. La chirurgie moderne était née, avec ses premières ligatures de vaisseaux remplaçant les cautérisations par trop destructrices des tissus.

Une deuxième grande révolution allait survenir de longs siècles plus tard : la découverte par Pasteur de la notion de vaccin. Extraordinaire et redoutable. L'espoir fou d'éradiquer de la surface de la terre les grandes épidémies virales ou bactériennes, avec en filigrane non visible à cette époque l'agression vaccinale possible du soi biologique de la personne. La connaissance actuelle des différents virus et des vaccins correspondants fait parfois peur. Que fera l'immunité fragile d'un enfant ou d'une personne auparavant agressée devant un vaccin qui envoie un virus vivant dans l'organisme ? Nul ne le sait, mais l'étude du terrain propre à chacun va permettre de se méfier de certaines prédispositions « à faire une réaction » au vaccin.

En cette époque pasteurienne, la biologie était balbutiante, l'immunologie papillonnait sous d'autres cieux ; quant au soi biologique, il fallut attendre Dausset et les années 70 de ce XXe siècle pour l'esquisser. Mais, parler de soi biologique n'est-ce pas admettre que l'homme est entité ? Alors, pourquoi vouloir cloisonner chaque spécialité dans une structure de plus en plus étroite ? Les immenses possibilités prédictives de ce *soi* amèneront au respect de l'individu, et à une meilleure connaissance de ce qu'il pourra supporter ou rejeter, autant dans une option thérapeutique que vaccinale.

La troisième grande révolution intervint après la fin de cette fameuse Seconde Guerre mondiale. Fameuse, car en politique elle mit fin à l'hégémonie de l'ancien monde européen, pour aboutir à la mainmise sur cette terre des deux géants américain et soviétique. En science médicale, la dynamique du tout-chimique arrivait, pour notre plus grand bien et pour notre malheur. Des produits comme les antibiotiques pouvaient vaincre les grandes infections puerpérales[1] dévastatrices. Mais ces mêmes produits se comportent dans l'écosystème intestinal comme le chêne dans une forêt, qui empêche toute repousse des graines nécessaires à la survie des autres habitants du lieu. L'antibiotique trop souvent et trop longtemps prescrit a le même pouvoir d'action : il « déboise » la flore intestinale, la déséquilibre. Le non-respect des différentes familles bactériennes favorise :

— l'implantation de virus agressifs pour l'hôte (l'homme en l'occurrence) ;

— le développement de certaines bactéries non tolérables par le corps humain, occasionnant ainsi des pathologies difficiles à combattre. Ces pathologies sont souvent infectieuses mais parfois plus destructrices, allant jusqu'à certaines maladies psychiques.

1. Une infection puerpérale est une infection se développant dans les suites immédiates de l'accouchement (suites de couches).

Comment la médecine classique aborde-t-elle la notion de terrain ?

Si les termes de grandeur et misère médicales doivent s'appliquer à une frange de la médecine, c'est ici qu'il faut les noter. Grandeur de la recherche médicale, développement fabuleux de tous les moyens physiques d'exploration comme l'échographie, le scanner et la résonance magnétique nucléaire, découvertes de nouveaux médicaments et de l'origine de bon nombre de maladies ; mais misère des utilisations avec des antibiothérapies massives et répétées sans discernement, la folie des anti-inflammatoires si redoutés des estomacs et des muqueuses, quand ce n'est pas tout simplement l'abus de la cortisone et de ses dérivés !

Perte de l'identité du patient pour ne plus penser qu'à la dose du médicament à prescrire, hyper-spécialisation oubliant l'entité de l'individu. La nécessité de « faire scientifique » à tout prix pour être reconnu par la communauté internationale passe par le triple filtre de l'expérimentation de l'effet, de l'indication du médicament et de ses contre-indications, mais jamais par l'étude du terrain, ni des prédispositions de la personne. On sait définir une dose, un microbe, un signe clinique[2], mais motus sur ce qui a permis l'installation de la maladie.

La notion de terrain, si subtile, est reniée. Les mêmes scientifiques n'ayant à la bouche que les mots « expérimentation », « résultats sur x cas », « traitement de la maladie », nient toute valeur à ce vieux terme un peu désuet de terrain. Ils lui reprochent d'avoir été utilisé à tort et à travers soit par des médecins de thérapeutiques parallèles, soit par des « mages » obscurs qui retranchaient leur ignorance et leur charlatanerie derrière ce terme passe-partout.

Et pourtant, l'ésotérisme de cette notion disparaît de

2. Signe clinique : signe observable ou retrouvé lors de l'examen par le médecin ; par exemple une rougeur de l'œil, la blancheur de la langue, l'aspect d'une éruption, le volume d'un rein ou de la rate, etc.

plus en plus maintenant pour laisser la place à un début de définition scientifique du terrain : équilibre brillant entre les bactéries, les virus, l'immunité, la génétique, le psychisme ouvrant la voie à la meilleure compréhension des pathologies et des réactions de l'individu atteint.

Biologie courante et diagnostic ordinaire

BANALITÉ BIOLOGIQUE

Une artérite des membres inférieurs s'installe, avec son cortège de douleurs nocturnes, de crampes, d'impossibilité de faire plus de quelques dizaines de mètres sans avoir à s'arrêter, de plaies et d'ulcères qui ne cicatrisent pas. Des contrôles biologiques et des examens explorant la circulation sanguine permettent de confirmer cette artérite. On va alors essayer de reculer le plus tard possible la disparition de la nutrition et de l'irrigation vasculaire du pied amenant tout naturellement à la gangrène et la perte d'orteils. Bien, mais *cette artérite a mis dix ans ou plus pour s'installer !* N'aurait-il pas été possible de tenter quelque chose pour éviter d'arriver à ce stade de détérioration ?

Le bilan classique reconnu par toutes les écoles est d'une extraordinaire banalité. Il s'agit, comme nous allons le voir, de constater une maladie présente, ou de suivre l'évolution de cette maladie.

Ces examens biologiques courants permettent par exemple de mesurer votre taux de cholestérol (pour évaluer l'état de la maladie vasculaire), votre glycémie (pour suivre un éventuel diabète), votre urée (pour connaître l'état des reins), etc.

Mais rien pour déterminer le risque de développer plus tard une maladie vasculaire, pancréatique ou rénale !

Il s'agit d'un état des lieux sans possibilité de *prédire* l'avenir donc sans latitude de *prévenir*. Cependant, ces mesures sont nécessaires et doivent être faites tous les deux à trois ans en surveillance.

BILANS DE SANTÉ : L'ILLUSION DU DÉPISTAGE

Une des grandes esbroufes de l'administration est d'inviter les assurés à effectuer tous les cinq ans un « bilan de santé » dans les centres de sécurité sociale. Ce bilan, gratuit — mais payé par le contribuable —, tantôt se solde par un rassurant « tout va bien », tantôt permet de confirmer que la personne souffre bien d'une maladie installée. Si cela se conçoit comme un *dépistage*, l'erreur se concentre sur le sens de ce mot. En effet, la bonne conscience de certains dirigeants médicaux et administratifs va jusqu'à vouloir donner l'impression de réaliser de la biologie prédictive avec des tests incapables de prédire quoi que ce soit. Il en va de même pour les visites de contrôle annuelles dans le cadre scolaire ou de la médecine du travail.

En aucun cas, le type d'examens effectués ne peut dépister une pathologie débutante ou en situation de s'installer. Avec moins d'argent et plus de discrimination, il serait tout à fait possible de pratiquer un bilan de santé digne de ce nom, avec certes révélation d'une maladie si elle existe, mais surtout véritable dépistage de pathologie *à venir*. Ce serait le début d'une réelle médecine préventive. Il faudrait aussi qu'une thérapeutique de terrain puisse être établie dans la foulée... un peu difficile à faire avaler !

Mais la puissance administrative est telle, et sa sclérose si importante, qu'il faudra une vraie révolution des mœurs médicales pour que l'évolution de la science puisse s'exprimer. Nous reviendrons sur ce point...

CANCER ET INFARCTUS : LA GRANDE PEUR

La grande peur de cette fin de XXe siècle a deux visages : le cancer (ou plutôt un cancer), et les maladies cardio-vasculaires. Ce vocable recouvre les *maladies de cœur* (infarctus du myocarde, insuffisance cardiaque et autres), les *maladies artérielles* (angine de poitrine, artérite des membres, plaques d'athérome, athérosclérose pour ne citer que les plus importantes). Un bilan habituel se doit donc d'inclure différentes voies de recherche.

Dans le chapitre sur le cancer, nous verrons comment les « marqueurs tumoraux » peuvent déceler la présence de certaines tumeurs. Malheureusement, ces tests sont beaucoup trop étroits pour renseigner efficacement sur un terrain cancéreux. En effet, leur spécificité est telle qu'ils ne voient *que* la tumeur pour laquelle ils sont fabriqués, et sont incapables de révéler la voisine, même si celle-ci a un fort potentiel cancéreux évolutif.

1) *Mesure du cholestérol*

Dans le domaine cardio-vasculaire, *des indicateurs tentent de mesurer l'épaisseur du cholestérol* dans les artères et les organes ; l'évaluation et la comparaison des différents cholestérols permettent d'attirer l'attention sur certains risques. Les mesures habituelles de « bon cholestérol » et de « mauvais » sont exprimées par les HDL [3] et LDLL. Les HDL traduisent la capacité de retour des graisses vers le foie, où elles serviront à la synthèse de différentes hormones ; en revanche, les LDL témoignent du mauvais cholestérol allant se déposer dans les organes et les artères, sous forme de plaques d'athérome [4]. Un rapport entre le gentil shérif (HDL) et le méchant hors-la-loi (LDL) permet d'apprécier la répartition du cholestérol. Plus ce rapport est élevé, plus l'organisme « contrôle » bien le cholestérol et l'utilise pour ses besoins particuliers ; mais s'il s'abaisse, il témoigne d'un dépôt de graisse dans les artères.

Nous disposons ainsi de renseignements sur la régulation du cholestérol dans l'organisme. Mais nous verrons

3. HDL : High Density Lipoprotein : « bon » cholestérol. LDL : Low Density Lipoprotein : « mauvais » cholestérol.

4. Athérome : plaque de cholestérol ressemblant à une bouillie jaunâtre, marquant les lésions de l'artère qui va devenir athéroscléreuse.

Agression athéromateuse : dépôts dans une ou des artères de plaques d'athérome.

qu'il existe des indications encore plus précises et plus précoces du risque de maladie de l'artère, grâce à l'étude des protéines qui transportent ces cholestérols.

2) *Évolution du cholestérol*

A côté du diagnostic de pathologies dues à des taux trop élevés de cholestérol, on demande à la biologie des renseignements précis concernant l'évolution de la maladie, et l'effet du traitement.

Le suivi des mesures du cholestérol exprime l'action du régime et du ou des médicaments sur l'élimination des graisses sanguines. Ces mesures sont indispensables. Il est hors de question de tolérer des taux de cholestérol trop élevés. Malheureusement, nous retrouvons la même impossibilité à objectiver l'état de l'artère : la biologie ne renseigne que sur le taux de cholestérol, et non sur les dépôts dans les artères. L'impact sur la paroi artérielle d'un traitement anticholestérol ne peut donc être évalué.

Mais, plus ennuyeux, tous les traitements entrepris, le sont sur des critères biologiques en retard sur l'évolution de la maladie.

En effet, pour qu'une plaque d'athérome se forme dans la paroi de l'artère et rende celle-ci athéroscléreuse, il faut que durant de longues périodes — allant de trois à vingt ans en fonction des susceptibilités — l'organe visé soit agressé régulièrement par le cholestérol. A tel point que certains se sont demandé si l'athérome n'est pas une maladie tumorale, et ont même parlé de « cancérisation athéromateuse ».

L'ensemble de la communauté scientifique, sans rejoindre totalement ces hypothèses, reconnaît que *la maladie de l'artère* existe, qu'elle ne se réduit pas à un simple dépôt de cholestérol, mais est une véritable pathologie de système, au même titre qu'une maladie rhumatismale ou musculaire[5].

5. En fait, il s'avère de plus en plus que la plaque d'athérome ne se développe que parce que des facteurs de croissance stimulent la production de

Comme pour toute affection d'origine immunitaire, on peut alors se demander si elle ne peut pas s'être développée autour d'une cause virale sur un terrain prédisposé. Au moins deux virus pour l'instant sont impliqués dans l'initiation[6] de la maladie artérielle : le virus de l'Herpès I, et le CMV (CytoMégaloVirus).

Cette remarque importante faite, on conçoit que le traitement de l'athérosclérose sur le simple taux sanguin du cholestérol ne peut agir que si l'artère n'est pas atteinte, ce qui implique la mise en place de tests diagnostiques autres que ceux pratiqués habituellement.

De tels tests existent et sont pratiqués quotidiennement ; mais la Sécurité sociale et ses administrateurs leur font une telle guerre que le médecin qui les prescrit a toujours l'impression de fauter !

Et l'on parle de dépistage et de prévention !

URÉE, CRÉATININE

Nous pouvons faire les mêmes remarques concernant l'ensemble des paramètres biologiques recommandés pour l'établissement des bilans de santé.

On enseigne à tous les étudiants que le fonctionnement des reins peut globalement s'exprimer par la mesure de l'urée ou de la créatinine. Ces deux constantes biologiques sont le reflet de l'excrétion rénale. Mais elles ne s'élèvent dans le sang que lorsque les reins souffrent, pas lorsque les reins *commencent* à être malades.

---

cellules à l'intérieur de l'artère. C'est un véritable copiage du processus cancéreux, avec multiplication anarchique des *cellules musculaires lisses*. Cette multiplication va former une tumeur qui, s'extériorisant, donne la plaque d'athérome !

6. Initiation : action de donner à un organe une possibilité qu'il ignorait. Initiation virale à une maladie : « apprendre » à un organe cible comment développer une maladie.

DIABÈTE ET GLYCÉMIE

La sacro-sainte glycémie est l'examen le plus demandé en médecine ; il est censé permettre le dépistage du *diabète sucré,* maladie qui traduit l'incapacité par le pancréas de contrôler le taux de sucre dans le sang.

Le *diabète gras* ou de l'âge adulte en est une forme mineure. Il est presque uniquement dû à une alimentation trop riche en graisse et en hydrates de carbone (produits apportant dans l'organisme trop de dérivés du sucre). Il est le plus souvent bien équilibré par une alimentation adéquate. Le suivi de la glycémie et du sucre dans les urines est en règle générale suffisant comme surveillance. Parfois, il est nécessaire de donner quelques médicaments, appelés des « sulfamides hypoglycémiants », pour mieux le contrôler.

Le *diabète maigre* ou *insulino-dépendant* est la forme majeure et grave du diabète sucré. C'est l'absence de métabolisme correct des sucres par défaillance du pancréas qui ne sécrète plus d'insuline (hormone libérée en présence de glucose dans le sang). Il entraîne des troubles importants allant de la simple hyperglycémie (augmentation du sucre) jusqu'au coma pouvant entraîner la mort, en passant par l'atteinte oculaire (maladie de la rétine diabétique), vasculaire (maladie artérielle diabétique) ou neurologique (neuropathie diabétique). La glycémie signe le taux de « sucre » dans le sang, et doit absolument être surveillée ; mais lorsqu'elle est élevée dès une première prise de sang, il s'agit de constater que le diabète est déjà là. Elle ne saurait indiquer la souffrance *débutante* du pancréas qui, plus tard, donnera un diabète si le terrain est prédisposé. Et l'on retrouve toujours cette notion incontournable de terrain, sans laquelle aucune médecine prédictive ne peut être élaborée. Hier, nous constations le diabète insulino-dépendant, aujourd'hui nous le traitons avec des extraits d'insuline, demain nous devrons lui interdire son installation par le dépistage des sujets à risque et la mise en place d'une réelle médecine prédisant ces risques.

CONCLUSION

Nous disposons d'examens très performants pour suivre une maladie installée, et évaluer l'impact de la thérapeutique. Mais, ces examens permettent seulement de *suivre,* d'être *derrière* la maladie ; ils ne peuvent en aucun cas prédire. Cette biologie utilisée jusqu'alors, ignore le terrain pourtant cher à Hippocrate... il y a déjà deux mille ans ; elle souffre de l'absence de détermination du « phénomène physiopathologique », c'est-à-dire d'une véritable définition du terrain. C'est ici que réside l'espoir de la médecine prédictive.

Diagnostic de pointe

En cette deuxième moitié du XXe siècle, une extraordinaire avancée scientifique appliquée à la médecine permet des axes de recherche et de mise au point sur l'infiniment petit, ouvrant le corps à toutes les explorations.

IMAGERIE MÉDICALE : L'EXPLORATION DU CORPS HUMAIN

La technologie et la physique ont ensemble mis au point des techniques peu agressives et de très grand intérêt pour une meilleure observation de l'individu et de sa ou ses maladies. Par exemple, la visualisation du foie se fait soit en échographie (onde sonore), soit au scanner, ou par résonance magnétique nucléaire (IRM). Les résultats de plus en plus fins sont d'une aide remarquable pour déterminer l'atteinte en règle de cet organe.

Mais si ce même organe n'en est qu'au stade du mauvais fonctionnement, les explorations de ce type, aussi précises soient-elles, ne peuvent révéler le trouble. Vous avez l'impression d'être devant une belle Jaguar dont le moteur a toutes ses pièces en ordre virtuel de marche, avec le réservoir plein, et qui pourtant ne peut démarrer ! Les photographies les plus indiscrètes ne vous donnent jamais les raisons de cette panne. Il faut étudier les fonctions d'ensemble pour avoir une idée de la localisation du trouble. C'est simple en mécanique... mais pas évident en médecine.

La tendance actuelle étant de privilégier le traitement de la maladie plus que le dépistage, on attend, contrairement au mécanicien, que la panne soit là, que l'organe défaille pour intervenir ! Notre chère (très dispendieuse) Sécurité sociale n'est pas faite pour enrayer les signes précurseurs de la maladie, mais au contraire pour attendre celle-ci et son long cortège d'explorations coûteuses, d'hospitalisations répétées, de traitements excessivement onéreux. Cela s'appelle officiellement le « suivi médical » : acte intellectuel ou matériel consistant à observer l'évolution de la pathologie jusqu'au moment où celle-ci, devenue réellement maladie au sens classique du terme, va pouvoir ou devoir être soignée ! Littéralement, ce terme de « suivi » implique le fait d'être en retard sur l'évolution, en arrière du front de la maladie. On est loin de l'aspect global de la personne, de la prise en compte du terrain qui a permis l'installation de la maladie.

Nous verrons plus loin qu'il existe un véritable suivi médical et biologique, beaucoup plus performant et précoce que ces explorations. Les techniques d'imagerie médicale sophistiquées sont irremplaçables pour détecter une tumeur, une lésion déjà installée, ou établir un diagnostic organique lorsqu'un organe est tout particulièrement responsable d'un trouble. En revanche, elles ne peuvent explorer tous les organes les uns après les autres pour trouver « le responsable ». Le cumul de radiations reçues par le patient exposé atteindrait des niveaux trop dangereux. Comme on peut le voir, cette abomination intellectuelle de suivi va à l'encontre de toute démarche logique et de bon sens. Vous avez le droit d'avoir des artères coronaires (du cœur) bouchées, mais tant que l'électrocardiogramme ou l'échocardiogramme le plus sophistiqué ne dénonce pas la lésion, vous n'aurez scientifiquement pas celui de recevoir un traitement ! Il est pourtant aisé de comprendre qu'il est préférable d'attaquer un déséquilibre, même s'il ne s'est pas encore traduit par une maladie reconnue officiellement par la Faculté. Heureusement que bon nombre de médecins pratiquent la médecine de terrain sans toujours attendre les traductions de la maladie sur une photographie ou un écran !

Cependant, la Faculté forme de plus en plus les jeunes médecins à intervenir uniquement sur des preuves objectivables. Nous sommes, dans ce secteur de la médecine qu'est l'imagerie médicale, très loin (trop loin ?) de la médecine de terrain prédictive... Il existe des techniques biologiques d'étude de composants du sang permettant d'affirmer haut et fort qu'un terrain est déséquilibré, alors que les différentes explorations de l'imagerie médicale reviennent toutes rassurantes et négatives[7].

D'autres moyens sont nécessaires pour aborder une pathologie tout à fait débutante, n'ayant encore entraîné aucune déstructuration de l'organe qui, pourtant, ne peut plus assumer totalement ses fonctions.

Alors, quel diagnostic poser mais aussi quel traitement proposer ? La médecine classique a tendance dans ce cas à parler de troubles psychologiques, ou de somatisation[8]. Ce problème sera abordé, une fois résolue l'énigme du diagnostic, dans le chapitre sur la médecine prédictive.

7. Une exploration médicale, qu'elle soit biologique, radiographique ou échographique, est dite négative lorsque ses résultats apparaissent normaux. A contrario, elle sera dite positive quand elle prouvera l'existence d'une anomalie ou d'un désordre.

8. Somatiser est le résultat d'une certaine fragilité psychique se traduisant par un trouble fonctionnel de l'organe qui n'apparaît pas réellement malade, mais qui tout doucement peut fabriquer objectivement une maladie. La somatisation la plus connue est l'apparition d'un ulcère de l'estomac de stress : la répétition de stress psychiques peut fragiliser la personnalité de l'individu, qui n'aura d'autres « solutions » que de se réfugier dans la maladie pour se protéger. Cela peut également déboucher sur certaines formes de cancers.

1) *Un sonar des organes humains*

L'utilisation du sonar en navigation a permis d'éviter les pièges des hauts-fonds et des rochers sous le niveau de la mer. L'échographie n'est rien d'autre que la transposition de cette technique en médecine ; les ultrasons émis par une machine sont renvoyés par l'organe exploré, analysés et reproduits sur un écran de télévision, « dessinant » ainsi la forme, les contours et les modifications de structure de l'organe considéré. Des photographies sont faites lors de cet examen pour une éventuelle comparaison ultérieure. De telles photos permettent de cerner un aspect du terrain de la personne, et d'étudier ainsi une partie de son évolution en cas de maladie. Cependant, il ne s'agit pas d'un examen essentiel dans la détermination du terrain de l'individu.

Pratique en pathologie hépatique, pancréatique ou mammaire, l'échographie ne prétend pas à elle seule poser un diagnostic. Son utilité est surtout flagrante dans l'étude des organes sous la peau, parfois en profondeur chez les personnes minces. En effet, une trop importante couche de graisse ou de muscle va modifier le trajet des ultrasons, donnant ainsi une mauvaise appréciation de l'organe. Elle nécessite fréquemment un complément radiologique (sein), biologique (pancréas et foie) ou tomodensitométrique comme le scanner (foie, rein). Elle ne peut être interprétée que par un médecin habitué à cette technique. C'est l'examen de base, de « débrouillage » lorsqu'une pathologie est suspectée dans un organe. En aucun cas l'échographie ne renseigne sur la *vie* de l'organe exploré ; c'est une photo à l'instant de l'examen et, comme toute photo, elle ne peut, en général, analyser la dynamique du fonctionnement.

L'indication classique de l'échographie est l'exploration des organes pleins de l'abdomen (foie, rate, pancréas) et du petit bassin (ovaires et utérus féminins, vésicules séminales et prostate masculines, ganglions profonds dans les deux sexes). C'est un excellent examen de surveillance d'une grossesse et du développement du bébé ; elle permet en outre de dépister dans le ventre de la mère d'éventuelles anomalies (trop de liquide amniotique, souffrance du fœtus, malposition, etc.).

Elle montre si existent des kystes, des calculs ou des structures anormales. Une « image » de quatre à cinq millimètres de diamètre peut être objectivée, sans toutefois pouvoir donner réellement une idée de l'évolution de l'anomalie. L'échographie caractérise celle-ci en volume, en structure, non en capacité de vie ou de multiplication. Examen indispensable dans certaines conditions, mais uniquement lorsqu'un organe est déjà entré dans la pathologie, l'échographie ne peut aider à définir une notion de terrain prédisant une pathologie à venir ou la capacité de tel ou tel organe à développer une maladie.

2) *Boîte noire, espion et contre-espionnage...*

Les maladies de cœur et des vaisseaux font toujours peur. Il va donc falloir connaître l'état de ses artères et de son muscle cardiaque (myocarde).

Les enregistrements des troubles du rythme (les battements), des souffrances du myocarde, des spasmes des artères très fines du cœur (les coronaires) bénéficient des recherches les plus sophistiquées. Pour dépister les ruptures de rythme, les diminutions de débit sanguin ou autres anomalies survenant sur ou dans le cœur, il suffit d'avoir sa boîte noire, comme en avion ; ce type de « mouchard » (un Holter) est aisément transporté toute une journée, et même la nuit, ce qui permet d'observer le fonctionnement cardiaque pendant des actes de la vie courante. Énorme avantage sur l'électrocardiogramme qui n'en donnait qu'une vision trop « statique ».

La miniaturisation d'appareils de vision et d'exploration a permis d'introduire dans les vaisseaux des « espions » assez petits pour visualiser les plaques de cholestérol (athérome) pouvant tapisser la paroi de certaines artères.

Malgré tous ces progrès, on ne peut que constater,

certes à un niveau précoce, l'existence de la maladie. Il est hors de question, avec ces techniques, de voir le trouble qui va laisser l'athérome se développer quelque sept ou neuf ans plus tard.

3) *Le corps en tranches*

Le principe du scanner consiste à effectuer des radiographies avec un système spécial, géré par un ordinateur, qui permet en centrant plusieurs rayons sur une même surface plane de réaliser une véritable photographie de cette surface. Imaginez une feuille de papier horizontale, passant au travers de votre corps un peu au-dessous des seins. Le plan représenté par la feuille de papier peut être une surface explorée par scanner. Qu'y voit-on ? En partant de la périphérie vers l'intérieur, un peu de peau bien sûr, des côtes, sur la droite le foie, vers le centre l'estomac ou la fin de l'œsophage, sur la gauche le cœur puis la rate, en arrière les poumons et au centre, un peu en arrière, une vertèbre.

Le corps humain exploré est ainsi « découpé » en tranches (en anglais : *to scann*) de quelques millimètres d'épaisseur.

Le résultat, souvent tout aussi remarquable que l'échographie, est devenu indispensable dans l'exploration de certains organes comme le foie, le cerveau, les reins, les poumons. Le pancréas est mal apprécié au scanner, sa structure ne permettant pas un contraste suffisant pour détecter d'éventuelles anomalies.

Les renseignements, en général très précis, mettent en évidence un minimum de cellules échappant au contrôle policier de l'organisme. Pour qu'une tumeur soit visible au scanner, il faut qu'une cellule mère, puis toutes ses cellules filles, petites-filles, arrière-petites-filles [9], etc., se multipliant, forment un ensemble homogène suffisamment volumineux (environ cinq à sept millimètres afin d'être correctement distingué et étudié). On admet qu'une

9. Cet ensemble s'appelle un clone cellulaire.

tumeur est détectable au scanner lorsqu'elle présente au moins un million de cellules à l'intérieur de sa masse. Pour atteindre ce nombre, il faut trois à huit ans d'évolution !

Pourquoi dans ces conditions affirmer uniquement au vu de scanners l'absence de pathologies évoquées par certaines biologies fines que nous étudierons au chapitre du diagnostic prédictif. On retrouve encore un abus médical de la prétendue vérité. Il faut la réalité de la tumeur vue au milieu d'un champ pour que la médecine reconnaisse que la tumeur se développe dans ce champ depuis sept ans ! Le premier cultivateur venu va éclater de rire, lui qui est beaucoup plus à l'écoute de sa terre que le médecin ne l'est de l'état pré-maladif de ses patients. Le terme de patient colle parfaitement à ce paragraphe ! Futur malade, sachez patienter et attendre que votre maladie soit assez importante et grave pour que la médecine officielle accepte de s'occuper de votre cas.

Comment ne pas comprendre les personnes de plus en plus nombreuses qui s'adressent à des thérapeutiques parallèles ?

Malheureusement, ce n'est pas parce qu'un thérapeute fera de la médecine « parallèle » qu'il aura le bon sens médical, et la formation ou l'information suffisante pour prendre en charge les pathologies échappant aux traitements classiques. Comme nous le verrons plus loin, l'abord du terrain biologique nécessite une culture médicale d'actualité suivant tous les progrès et les publications récents. Ces notions ne peuvent être interprétées que par un esprit habitué à tout prendre en compte pour bien structurer le patient et déterminer, grâce à un ensemble de faits (interrogatoire, examens clinique et biologique) où peut se situer le problème évoqué par la biologie.

Le médecin qui, par tradition, devrait effectuer ce travail est le généraliste ; mais il n'a pas actuellement la formation adéquate pour interpréter la biologie et, une fois installé, ne peut ou ne veut (malheureusement) en savoir plus. Cette notion de terrain bouscule à l'évidence plus que le comportement du médecin. Elle remet en question les techniques d'exploration et les habitudes médicales, mais également les choix économiques de la santé dans nos pays. La France n'est pas la seule concernée par ce problème, l'ensemble des pays dits civilisés s'avérant incapables de franchir cette limite pour permettre l'avènement de la véritable médecine, LA MÉDECINE PRÉDICTIVE.

4) *Image par résonance magnétique nucléaire*

Bien que très riche de promesses, cette technique (qui pourrait être appelée « image par cellules radio-émettrices ») n'est qu'à l'aube de ses possibilités.

Il s'agit de reproduire sous forme de photographies, un peu comme une radiographie, des plans traversant le corps, un membre, la tête ou un organe. A la différence du scanner, l'IRM ne fait pas appel aux rayons X, mais utilise la capacité qu'ont les cellules d'émettre des ondes radio pour « dessiner » l'organe exploré. Ces ondes radio ont à peu près la même fréquence que la FM que vous écoutez sur votre chaîne stéréo. Elles sont captées par une antenne qui transmet à l'appareil les messages ou « signaux », lesquels, analysés par un ordinateur, seront restitués en image lisible. Votre poste de radio traduit les signaux en voix et chansons ; cet appareil agit de même, mais la traduction se fait en images !

Cette image par résonance magnétique semble particulièrement performante sur le cerveau et les pathologies « démyélinisantes » [10] entre autres, comme la sclérose en plaques. Certaines anomalies apparaissent en effet plus nettes à l'IRM qu'au scanner, mais le moindre plombage dentaire ou la plus petite vis dans un os vont complètement brouiller le résultat si ces parasites se trouvent dans le champ d'exploration.

10. La myéline est une gaine qui entoure les nerfs, permettant au « courant » circulant dans ceux-ci de passer correctement. Il y a démyélinisation lorsqu'une maladie atteint et altère cette gaine. L'organe innervé ne peut plus alors assumer son rôle. Une paralysie ou la perte d'une partie des fonctions d'un membre peut ainsi s'établir progressivement.

En fait, les deux examens vont souvent être complémentaires pour tenter d'établir un diagnostic sur la lésion d'un organe — une lésion déjà existante, qui aura donc mis un certain temps pour se développer, s'installer et « exprimer » des signes appelant l'attention médicale. Si c'est une tumeur, elle aura trois, quatre ou huit ans d'ancienneté ; si c'est une maladie de système, elle pourra dater de huit ou dix ans.

Encore une fois, malgré les possibilités et l'extraordinaire précision de ces moyens d'exploration du corps humain, on se heurte au même retard à poser un diagnostic, et à indiquer par conséquent un traitement. De nouveau, le système est floué, il y a faillite de la vraie médecine, celle qui devrait prévoir.

CAS D'UNE GREFFE D'ORGANE OU DE MOELLE

Une grande page médicale a été tournée avec les premières greffes d'organe, celles de rein au début, puis de peau, de cœur, des poumons, du foie, pour arriver à des sophistications fabuleuses dans ce domaine. Ces résultats ne s'obtiennent que grâce à la définition parfaite du donneur et du receveur.

N'est-on pas capable aujourd'hui de transplanter une partie de l'entité d'un individu sur un autre, en greffant des cellules de la moelle qui vont fabriquer chez le receveur des globules nécessaires à la défense de cet organisme nouveau ? Ce receveur, atteint par exemple d'une leucémie, était devenu incapable de se protéger correctement contre les cellules malignes générant la maladie et ayant envahi la moelle. Que faire ? La solution admise actuellement est de *tuer l'ensemble des cellules souches* afin de détruire le mal à son origine. On appelle *cellule souche* une cellule de la moelle osseuse qui, en se multipliant et en se différenciant, donne naissance à toutes les cellules sanguines que sont les globules rouges, blancs, les plaquettes. Puis on redonne à l'organisme les possibilités de se refaire une immunité et de nouvelles cellules sanguines. C'est le but de la greffe de moelle. Mais, pour que celle-ci soit acceptée par l'organisme qui la reçoit et ne se retourne pas contre lui, il faut qu'existe une compatibilité des tissus donneur-receveur. S'il y a incompatibilité, le tissu greffé est reconnu comme étranger et la greffe est rejetée. D'où obligation de déterminer auparavant le *complexe majeur d'histocompatibilité* ou compatibilité tissulaire (*histos :* tissu) permettant dans ce cas précis l'acceptation par l'hôte (le receveur) de la greffe provenant du donneur. Cette carte d'identité tissulaire est également une carte d'identité immunitaire.

Plus que jamais, la nécessité de connaître le terrain de l'individu pour effectuer sur lui une greffe apparaît comme une notion fondamentale, même dans ce contexte spécialement pointu de la science médicale.

Mais pourquoi l'organisme n'a-t-il pas crié « à l'assassin » lorsqu'il a été attaqué ?

En fait, il y a bien eu appel de détresse, mais celui-ci n'a pas été entendu. Pourquoi ? Parce que les récepteurs n'étaient pas assez perfectionnés pour capter le message ! Je m'explique ; lorsqu'un navire est en détresse, il ne lance pas n'importe quel SOS ; son appel est facilement décrypté par les organismes de secours, car il y a communauté de longueurs d'onde entre l'émetteur et le récepteur. Un des problèmes en médecine est que la plupart des récepteurs (biologie classique, imagerie médicale, etc.) ne sont pas branchés sur la même longueur d'onde que l'organe souffrant ; aucun message n'est donc capté...

Et pourtant, ces messages existent puisque certaines biologies performantes et actuelles les retrouvent. Aussi est-il tout à fait possible d'obtenir ces concordances de liaison... si on le veut. Il y a des règles en radio-émetteur ; il y a des possibilités de règles en diagnostic précoce, mais encore faut-il que ces rêves de législation prédictive deviennent réalité ! Et on se retrouve toujours avec les mêmes problèmes : si une véritable médecine de diagnostic existait, il y aurait beaucoup moins de greffes. Bien sûr, il est hautement valorisant pour un médecin de ressusciter un moribond, mais la médecine serait tellement plus grande et plus honorable si elle n'avait pas permis de rencontrer ce moribond, en empêchant l'évolution de la maladie ! Il eût fallu savoir écouter, décrypter, et traiter !...

Les plus grandes équipes immunologiques actuelles s'accordent pour dire que le diabète insulino-dépendant pourra bénéficier un jour de greffes de pancréas. Mais ces mêmes médecins reconnaissent que le diagnostic de ce diabète est beaucoup trop tardif. En effet, le temps du diagnostic classique arrive lorsque 90 % au minimum des cellules pancréatiques sont détruites ! S'il intervenait lorsque seulement 10 % des cellules sont atteintes, il serait possible d'enrayer la terrible maladie.

Un mot sur l'ensemble des phénomènes permettant la grossesse ! Il faut dans un premier temps que la mère accepte les « intrus » que sont les spermatozoïdes autour de ses « œufs » (les ovocytes) pondus par l'ovaire. Cela se produit dans la trompe utérine. Ensuite, l'œuf fécondé devenu l'ovule va migrer et se fixer dans la muqueuse utérine. *C'est l'équivalent d'une greffe à partir d'une moitié de soi-même, et d'une autre moitié étrangère.* Que de processus permissif pour obtenir ce résultat aboutissant à la conservation des espèces par la reproduction ! Mais ici, c'est le phénomène de tolérance par la mère d'une « greffe » venant du père qui préside au maintien de l'œuf aboutissant quelques mois plus tard à la naissance d'un être différent à la fois du père et de la mère !

CANCER ET MARQUEURS TUMORAUX

Un tissu qui dégénère perd non seulement ses fonctions physiologiques normales — qu'elles soient de protection, de recouvrement, de sécrétion, de digestion ou autres... — mais également les possibilités de contrôle des cellules qui le constituent. Celles-ci, pour travailler à la constitution du tissu et à son renouvellement, doivent se multiplier selon un ordre et une hiérarchie spécifiques. La croissance du tissu normal correspond à la prolifération très organisée des cellules.

Si une cellule ou un groupe de cellules d'un tissu échappe aux règles de croissance qui le caractérisent, il y a formation d'un nouveau tissu évoluant d'une manière autonome dans l'organisme. Cet organisme est l'*hôte*, nous l'avons déjà dit.

Le développement indépendant de ce nouveau tissu s'appelle *cancer*.

Cette définition est peu précise, peu discriminante et ne spécifie aucune origine. Un organe doit souvent sa structure à plusieurs tissus, chacun d'eux participant au bon fonctionnement de l'ensemble. Il pourra présenter différents types de lésions, toutes appelées « cancer » ; on conçoit ainsi la nécessité d'établir une classification des cancers. En fait, il en existe différentes catégories, en fonction :

— de l'organe qui héberge la tumeur ;

— du comportement de la tumeur (benigne ou maligne) ;

— de l'origine tissulaire du cancer : solide ou sanguin (hémopathie) ;

— de la forme de base ;

— de l'extension de la tumeur dans le tissu, les ganglions avoisinants et les tissus à distance.

Le terme de cancer représente, malgré l'absence de description parfaitement précise, un état constitué échappant aux normes de l'organe. Il va donc être difficile de parler de *terrain cancéreux*. On pourra juste dire qu'il s'agit parfois de *prédispositions cancéreuses*.

Cependant, la cellule cancéreuse présente des particularités permettant de développer la néoplasie [11] :

— elle évolue pour son propre compte et ne dépend plus des tissus normaux qui l'entourent ;

11. Une néoplasie, autre terme du cancer, est l'expression de la création (*plasma :* chose façonnée) d'un nouveau (*néo*) tissu.

— elle ne subit plus de contrôle de développement et de déplacement de la part des cellules environnantes ;

— elle ne dispose plus de régulation de multiplication.

La recherche de ces anomalies a amené les scientifiques à mettre au point et à « cultiver » [12] des cellules identiques aux cellules cancéreuses connues et répertoriées ; puis, ils ont fabriqué des sortes de « chiens policiers » dressés à rechercher et à « reconnaître » parfaitement ces cellules, et à se fixer *spécifiquement* dessus, ce qui signifie que *la reconnaissance se fait sur la cellule précisément étudiée, et non sur une cellule voisine.* Comme ces souches cellulaires sont appelées des *clones,* que les éléments capables de se fixer dessus sont des *anticorps,* les « chiens policiers » ainsi obtenus portent le nom d'*anticorps monoclonaux.*

Ces moyens de plus en plus sophistiqués permettent de partir à la recherche des cellules groupées en tumeur (formant le noyau tumoral primitif de la maladie cancéreuse recherchée). Pour les reconnaître, il faut disposer d'anticorps monoclonaux correspondant exactement à ce type de tumeur... Mais leurs limites résident dans leur spécificité.

Je m'explique. Si on suspecte un cancer de l'ovaire, on va envoyer dans l'organisme un anticorps monoclonal spécialisé dans la recherche de cellules bien précises. Mais de même qu'un chien dressé à détecter de la drogue ne flairera pas un explosif, et inversement, si cet anticorps rencontre d'autres cellules cancéreuses contre lesquelles il n'a pas été programmé à réagir, il ne réagira pas !

Imaginez un détecteur de 205 Peugeot GTI 1.9 roses ; il ne repère que ce type de véhicule. Viennent à passer des 205 Peugeot GTI 1.9 violettes : même si ces voitures sont en infraction, le détecteur ne bronchera pas ! Étonnant mais vrai. Si au contraire, un détecteur moins perfectionné avait relevé toutes les 205 Peugeot en infraction, il aurait été plus facile ensuite d'étudier l'éventuelle présence de

12. Cette culture est réelle. Il s'agit de mise en culture, dans des milieux spéciaux et adaptés à chaque type, de cellules cancéreuses.

205 Peugeot GTI 1.9 roses. Bien que ces détecteurs hyperspécialisés, les anticorps monoclonaux pour ce qui nous intéresse, soient nécessaires, ils ont une orientation diagnostique trop sélective pour être aussi indispensables que les médias le proclament. En effet, s'il existe la moindre différence entre la cellule cancéreuse recherchée par le marqueur, et la cellule du cancer examiné, le marqueur tumoral reviendra penaud et nul.

Encore et toujours, travaillons d'abord avec des détecteurs plus larges de recherche de défaillance du terrain, puis attaquons dans un deuxième temps la recherche spécifique de cellules tumorales, si cela est nécessaire. Mais, arrêtons de mal travailler avec des examens sublimes qui, parfois, nous donnent trop vite bonne conscience, et empêchent une médecine plus performante.

Autre exemple, dans le domaine du dépistage du cancer : si une famille présente un grand nombre de cancers des intestins chez les parents, grands-parents, une côlonoscopie est effectuée. Il s'agit d'introduire dans le gros intestin (côlon) un fin tuyau appelé fibroscope, qui permet de voir toute la longueur du côlon. Si un polype est retrouvé, il sera enlevé. Mais si une petite tumeur invisible se développe dans la muqueuse, dans un repli de l'intestin, elle ne sera pas vue, donc pas enlevée. Pourtant, elle détermine dans le système sanguin et immunitaire des anomalies. Aussi, quitte à nous répéter, nous rappelons une nouvelle fois qu'il ne faut pas se satisfaire d'explorations uniques, parfois faussement rassurantes, mais qui ne dévoilent pas du tout le terrain réel de l'individu.

CHAPITRE 2

La complexité de l'organisme humain

Dis-moi qui tu es, ou le soi biologique !

Dis-moi qui tu es, et je te dirai quelles maladies tu es capable de faire ! Une boutade ? Non, certes non !

Un corps humain est fait de quelque dix à trente mille milliards de cellules agencées en tissus, en organes, en solides et en liquides ; cet agencement se fait durant la grossesse, selon les lois très précises et strictes de la génétique.

A la surface de la plupart des cellules existent de minuscules particules (des acides aminés), disposées dans un ordre précis propre à chaque type de cellule. Une série spécifique d'acides aminés s'appelle un *site* et contribue à dessiner le « visage » particulier de la cellule.

Dans l'organisme humain, les sites jouent en même temps le rôle de signaux de reconnaissance, permettant à une cellule donnée d'identifier toute autre cellule de l'organisme comme appartenant au même ensemble qui a été dénommé le *soi biologique*[1].

Certains emplacements exprimant plus spécialement une particularité génétique d'un chromosome sont appelés des *sites HLA* (abréviation pour Human Leucocytes Antigen), ou encore *locus HLA*, du mot latin qui signifie « lieu » (pluriel : *loci*).

1. Nom donné par le professeur Dausset, qui reçut en 1980 le prix Nobel de médecine pour ses recherches.

Leur étude d'ensemble détermine le *complexe majeur d'histocompatibilité* ou *CMH.* Si nous mentionnons ces termes un peu barbares, c'est qu'ils vont revenir tout au long des différents chapitres. Leur compréhension est donc essentielle.

Ce sont les sites ou loci HLA en effet qui portent les prédispositions de chaque personne à « faire » telle ou telle maladie. Ils représentent, comme le lecteur l'aura compris, le contenu de la valise...

Quelques précisions à ce sujet donneront un petit aperçu de la fabuleuse complexité de l'organisme humain :

1) L'ensemble des caractères héréditaires transmis aux enfants par les parents, et déterminés par les gènes situés sur les chromosomes, est appelé le *génome.* Cette hérédité inclut aussi bien les caractères de l'espèce, que les anomalies (tares) retrouvées chez l'un des deux parents — ou chez les deux.

Parmi les tares qui peuvent être transmises, en dehors de celles visibles à l'œil nu, il est bon de signaler que *le génome humain contient actuellement environ trois cents virus,* vraisemblablement hérités au cours des siècles et des ères, et véhiculés de génération en génération !

2) Autrement dit, le génome, qui représente la totalité de notre héritage génétique, est constitué par nos quarante-six chromosomes.

3) *C'est seulement une portion du « bras court » de l'un de ces chromosomes (le sixième) qui porte ces fameux loci HLA indiquant les prédispositions pathologiques d'un individu.*

4) On compte environ mille sept cents sites ou loci par milli-micron carré ($m\mu^2$), c'est-à-dire par milliardième de mètre carré !

Certains de ces loci sont spécialisés dans :

— les rejets de greffes, — la réponse toxique contre les virus ou les produits chimiques, — la réaction allergique.	classe I

D'autres, dans :

— la présentation de « l'étranger » (antigène) ou supposé tel ; — l'activation ou la suppression de la réaction immunitaire vis-à-vis de cet étranger ; — l'autoreconnaissance de l'individu.	classe II

Pour les désigner plus commodément, on a attribué aux différents loci des « noms » et « prénoms » qui sont en réalité des chiffres et des lettres : B27, DR1 ou encore CW3[2]... Par exemple, les porteurs du locus HLA B27 sont prédisposés à faire une maladie rhumatismale... *si certaines conditions sont remplies...*

Tout élément extérieur à l'organisme (microbe, virus, toxine, ou autre) porte lui aussi ses propres marques ou sites (séries d'acides aminés) qui le font aussitôt repérer comme étranger au soi. Dans notre organisme règne une xénophobie exacerbée qui pourrait se résumer ainsi :

— tout étranger est un ennemi ;
— tout ennemi doit être éliminé.

Faire respecter cette loi est la raison d'être du système immunitaire, remarquable organisation policière qui doit, grâce à ses unités spécialisées :

— assurer une surveillance constante (c'est le rôle des macrophages) ;
— détecter tout intrus (grâce au système mononucléé phagocytaire) ;

2. La Classe I héberge les groupes A (24 loci), B (50 loci), CW (11 loci). La Classe II regroupe les familles DR (20 loci), DW (26 loci), DQW (9 loci), DP (6 loci).

— le détruire immédiatement (besogne dévolue aux cytotoxiques et Natural Killer) ;

— ou bien l'arrêter, l'emprisonner (lymphocytes) ;

— le conduire au « commissariat local » (lymphocytes T) ;

— où il sera « photographié » (par des lymphocytes photocopieurs) ;

— fiché (dans des cellules-mémoires) ;

— sa fiche signalétique reproduite (cellules photocopiantes) ;

— et transmise aux archives (cellules-mémoires), grâce à un vaste réseau d'information (messagers, facteurs de croissance),

— avant d'être rendu inoffensif par la neutralisation de ses « armes » toxiques (rôle des anticorps).

Ce tableau très schématique décrit ce qui se passe dans un fonctionnement idéal... Mais comme toute organisation, l'immunité peut avoir ses défaillances, ses tolérances, ses bavures, ses agents doubles aussi... Les brèches qu'ils font dans le soi biologique et le terrain de l'individu sont l'une des clés majeures permettant l'ouverture de la valise à maladies...

La vie de nos bactéries

Le corps humain comporte, avons-nous dit, dix à trente mille milliards de cellules.

Le milieu intestinal, uniquement dans sa *lumière*[3], contient environ cent mille milliards de bactéries. Trois à dix fois plus de bactéries dans l'intestin que de cellules dans l'ensemble du corps humain ! Ce chiffre est atteint rapidement dès les premières heures de la vie, la colonisation microbienne intestinale étant, dès la quarante-huitième heure, presque voisine de celle de l'adulte. Et

3. La « lumière » d'un organe creux est, comme pour un tuyau, le centre permettant le passage d'un liquide (sang ou lymphe dans les vaisseaux par exemple), ou de solides (aliments dans l'estomac et les intestins).

pourtant, le tube digestif du fœtus, jusqu'à la naissance, est stérile — c'est-à-dire qu'il ne contient aucun microbe.

Certaines familles bactériennes comptent peu d'éléments et sont faiblement représentées. D'autres « ethnies » ont une tendance hégémonique ; comme en géopolitique, lorsqu'elles ont la possibilité de se développer sur le territoire « appartenant » à d'autres, elles vont envahir celui-ci. Ce phénomène peut se produire lorsque des populations bactériennes sont décimées par un envahisseur quel qu'il soit, antibiotique ou anti-inflammatoire. Ces populations fortement atteintes vont mettre de longs mois pour se refaire une place au soleil de l'intestin, temps qui pourra être utilisé par une flore différente pour s'installer dans l'espace vacant. La flore en question pouvait parfaitement exister auparavant en faible quantité, quantité utile parfois aux différentes écologies locales ; elle était dite *saprophyte*[4]. Mais, arrivée à un développement trop important, cette même flore devient susceptible soit de favoriser des maladies virales ou bactériennes, soit de déterminer par sa propre virulence une pathologie plus ou moins grave.

Dès la naissance, l'*écosystème bactérien intestinal* contribue à la mise en place du système immunitaire de l'enfant. Confronté aux diverses agressions microbiennes que subit le nouveau-né, il intervient comme élément majeur dans la « formation professionnelle » des cellules qui participeront à la mise en place du système de défense immunitaire (comme les lymphocytes par exemple).

Sans bactéries intestinales, pas d'immunité.

Les troubles immunitaires provoqués par des infestations intestinales amibiennes, bactériennes pathogènes, fongiques (champignons) ou virales sont bien connus depuis longtemps.

Nous pouvons facilement étudier les bactéries intestinales « aérobies » (ne vivant qu'en présence d'oxygène).

4. Un microbe saprophyte vit dans l'organisme sans provoquer de maladie. Il n'est pas pathogène.

On les recueille lors d'une simple analyse de selles. Elles ne représentent cependant qu'un faible échantillon — un pour mille à un pour cent — de l'ensemble de la population intestinale. Leur seule étude ne peut donc donner une idée valable du terrain d'une personne. En revanche, leur potentiel informatif est utilisable pour envoyer un « message » dans le système immunitaire par la technique des « auto-vaccins intestinaux » dont nous parlerons plus loin.

La méconnaissance trop fréquente de la flore anaérobie (vivant en dehors de tout oxygène) doit apporter une méfiance vis-à-vis des thérapeutes estimant pouvoir émettre un diagnostic sur le seul examen des bactéries aérobies observées dans les prélèvements de selles. On a vu des pseudo-homéopathes interpréter la présence de quelques bactéries aérobies recueillies par coproculture [5], et en tirer des conclusions ahurissantes. Les traitements proposés par ces soi-disant médecins de terrain sont à la hauteur intellectuelle du diagnostic. En aucun cas, nous ne devons nous laisser piéger par de telles attitudes.

La lutte organisée par les micro-organismes habituels de la flore intestinale contre les germes étrangers permet de décrire un véritable « effet de barrière microbien » dans le tube digestif. Une personne disposant d'un équilibre correct de sa flore intestinale peut parfaitement :

— éliminer des germes fortement virulents comme les shigelles ; c'est l'*effet drastique*, d'élimination presque totale ;

— contrôler un germe qui s'implante, mais qui verra sa population maintenue à un faible niveau ; c'est l'*effet permissif*.

En prenant l'exemple des shigelles, signalons que ces bactéries, responsables de diarrhées importantes dans les trois heures suivant leur ingestion, peuvent exister chez des porteurs « sains » sans que ceux-ci ne développent de

5. Coproculture : mise en culture des prélèvements de selles aux fins d'étude des micro-organismes s'y développant.

maladie. Un porteur sain est une personne qui, par définition, « porte » ou « héberge » un microbe sans en subir de dommages, mais peut le distribuer autour de lui par l'intermédiaire de ses mains sales ou de ses déjections.

A côté des difficultés que peut avoir tout germe pour s'implanter dans une flore bactérienne équilibrée, il faut parler de certaines pratiques commerciales tendant à faire croire que tel aliment peut modifier la flore intestinale. Cette véritable désinformation, touchant profondément le comportement alimentaire de tout un chacun, a vu le jour avec la vente des fameux yaourts au bifidus. Le *bifidobacterium* est une bactérie anaérobie (qui ne peut vivre qu'en absence d'oxygène) ; elle ne peut donc en aucun cas se développer ou même se conserver à l'air libre. Par quel miracle pourrait-elle vivre dans un yaourt, être avalée sans encombre, et garder toutes ses qualités dans le nouvel organisme qui l'accueille ?

Aussi, restons très circonspects... jusqu'à preuve du contraire il n'est pas possible à ce bifidobacterium de s'implanter dans le tube digestif de leur « hôte ».

On sait maintenant que certaines souches microbiennes des intestins — aux doux noms de rickettsies, klebsielles, yersiniae et autres — peuvent induire ou participer à l'installation d'affections graves, comme certains rhumatismes inflammatoires déformants. Cela se produit lorsqu'un « mimétisme »[6] moléculaire existe entre le microbe et une partie de l'organisme. Celui-ci, selon un schéma maintenant bien décrit, va envoyer ses soldats — c'est-à-dire fabriquer des anticorps — contre l'agresseur ; ces anticorps peuvent ensuite se diriger involontairement contre la partie de l'organisme ayant une ressemblance avec le microbe en question. Nous reparlerons de ce phénomène à propos des virus, ceux-ci présentant beaucoup plus fréquemment ce genre de fâcheuse ressemblance...

6. Une molécule protéique étant constituée d'acides aminés associés les uns aux autres, le mimétisme moléculaire est la similitude retrouvée entre une série (suite) d'acides aminés de l'organisme et une suite des mêmes acides aminés existant dans la bactérie ou le virus. C'est une identité protéique.

N'oublions pas :

— que toute « suite » d'acides aminés est la représentation dans l'espace d'une protéine ;

— que toute protéine étrangère peut, avec quelque malchance, ressembler à une protéine de l'organisme, et être directement responsable de fabrication d'anticorps originellement dirigés contre elle, mais attaquant ensuite l'organisme lui-même. Ce phénomène est connu comme la « non-reconnaissance » du soi biologique. C'est le processus de base de la majorité des maladies de système.

L'étude d'un état de maladie ou de préparation d'une maladie ne peut donc laisser de côté l'étude du milieu intestinal et de ses habitants. C'est souvent une étape obligatoire vers la détermination du « phénomène physiopathologique ». C'est aussi le début de l'acceptation de l'existence d'un terrain sur lequel évolue la maladie. Tiens, le terme de *terrain* intervient ici sur des données d'ordre général de l'organisme, et non pas sur un aspect parcellaire de spécialiste ou sur une étude médicale parallèle. Y aurait-il donc des bases scientifiques reconnues par tous pour établir une notion de terrain ?

Mais, tout aussi importante, va être l'étude des habitudes alimentaires avec les différents troubles inhérents aux déséquilibres nutritionnels comme les fatigabilités, les colites, certaines infections récidivantes du nez, de la gorge et des oreilles ; des bronches ; des voies urinaires ; dermatologiques, etc. Enfin, il ne faudra jamais sous-estimer l'impact pathologique des déséquilibres de la flore et de l'écosystème intestinal.

Nos cent mille milliards de bactéries intestinales agissent en permanence sur notre comportement et sur notre santé.

Ce sont elles qui fabriquent les vitamines du groupe B : principalement la vitamine B12 nécessaires à la multiplication cellulaire, essentielle à un développement harmonieux, et grand facteur de croissance de la moelle osseuse, productrice des différents globules sanguins. Un *facteur de croissance* est une molécule indispensable à la multiplication, à la différenciation ou à la modification de certaines cellules. Ces facteurs de croissance sont retrouvés à tout niveau, que ce soit dans la production des globules blancs (leucocytes), rouges (hématies), des plaquettes ; ou pour stimuler la sécrétion des hormones ; mais également et malheureusement dans le développement de maladies de système ou de cancers.

Les bactéries intestinales sont aussi à l'origine de la production de la vitamine K. Un nouveau-né ayant un intestin trop longtemps stérile (ne contenant pas encore de bactéries), ou certains adultes sous antibiotiques pendant une période excessive, doivent recevoir des rations de vitamine K doubles des besoins habituels de l'organisme.

L'acide folique, ou vitamine B9, est fourni en partie à l'organisme par l'alimentation, et pour le reste (près de la moitié nécessaire) fabriqué par les bactéries intestinales. Des traitements répétés d'antibiotiques ou une alimentation trop cuite peuvent déterminer des carences en acide folique. Lorsque l'on sait que l'acide folique est nécessaire à la croissance et à la reproduction cellulaire, à la synthèse de l'hémoglobine[7], de certains acides aminés, on mesurera mieux l'importance du respect du milieu intestinal. Son rôle s'étend également à la défense antivirale de l'organisme. Associé à une autre vitamine du groupe B, l'acide pantothénique[8], l'acide folique permet la meilleure formation d'un grand responsable énergétique, le coenzyme A. Il est en outre fortement impliqué dans la lutte anti-vieillissement.

L'ensemble bactérien intestinal peut modifier l'action de certains médicaments : les antibiotiques naturellement,

7. L'hémoglobine fait partie du globule rouge ; elle représente 33 % du poids de ce dernier. Essentielle au phénomène de la respiration tissulaire, elle transporte l'oxygène que le globule rouge est allé chercher dans les poumons, pour le distribuer aux tissus, et ramène de ces tissus le gaz carbonique vers les poumons.

8. Cet acide pantothénique, ou vitamine B5, est souvent utilisé pour limiter la chute des cheveux. Si un diagnostic précis n'est pas porté, le traitement est souvent un échec, alors qu'il s'agit en général d'un déficit plurivitaminique dû à un déséquilibre nutritionnel.

mais aussi des remèdes à visée cardiaque ou neurologique.

Sans le milieu bactérien intestinal, il ne peut y avoir de digestion du cholestérol, de dégradation des hormones sexuelles, ni d'utilisation des sels biliaires fournis par la bile pour digérer les aliments.

Les bactéries intestinales participent à l'assimilation de certains hydrates de carbone (sucres ou glucides), des graisses (lipides), d'acides aminés essentiels ainsi qu'à la régulation de l'acidité du tube digestif.

Les bactéries anaérobies strictes (vivant en dehors de tout oxygène) fabriquent certains acides gras, en particulier l'acide butyrique aussi intitulé « la principale source d'énergie de la muqueuse colique ».

L'ensemble formé par les intestins, la muqueuse intestinale, les bactéries, les cellules à activité immunitaire classique, joue un rôle de premier plan dans la régulation immunitaire loco-régionale, mais agit également sur l'immunité cellulaire, celle qui est en jeu dès le début des maladies dites de système.

Nous verrons l'importance que revêt une partie du tissu recouvrant la paroi interne de l'intestin (épithélium) appelée « plaques de Peyer » ; ces surfaces ont une fonction de « barrière » assez semblable à celle des amygdales, avec en plus l'énorme avantage d'être en contact permanent avec la flore intestinale et tous ses antigènes. Ces plaques doivent leur nom à un certain M. Peyer qui, au XVIIe siècle, décrivit le premier leur structure très particulière. Elles produisent, comme la moelle, des lymphocytes B. Sans les bactéries intestinales, les plaques de Peyer n'auraient pas l'importance primordiale qu'on leur accorde actuellement. Elles sont en effet essentielles pour que les lymphocytes B (immunité sanguine) et les lymphocytes T (immunité cellulaire) parviennent à maturité, afin de pouvoir agir contre les différents antigènes que l'organisme va devoir combattre tout au long de sa vie.

Et cette maturité ne s'avère efficace et de qualité que si existe une flore intestinale stable. Le rôle des bactéries intestinales est fondamental dans l'équilibre général de l'organisme ; il n'est pas unique.

A partir du tractus gastro-intestinal existe une série originale d'organes assumant une fonction immunitaire remarquable : outre les plaques de Peyer que nous avons décrites plus haut, il s'agit de l'appendice[9], des ganglions mésentériques (reliés directement aux intestins) et coliques (dépendant du côlon). Cet ensemble est appelé le « système lymphoïde associé à l'intestin » ce qui se dit en appellation internationale (anglaise) GALT : « Gut Associated Lymphoid Tissu. »

Dans d'autres parties du corps, en particulier au niveau de muqueuses (bronchique, urogénitale) existent des structures lymphoïdes semblables. Entre autres, celle associée aux bronches se nomme le BALT (Bronchus Associated Lymphoid Tissu).

Les différentes muqueuses ont des rôles fonctionnels très importants, soit d'assimilation (intestinale), soit de respiration (bronchique), soit d'élimination (urinaire) ou de reproduction (génital). Mais elles doivent également protéger l'individu des agressions arrivant à leur niveau. Les attaques les plus habituelles sont dues à des bactéries étrangères ou à des virus. Il faut que les structures spécialisées comme le GALT intestinal ou le BALT bronchique soient capables d'assimiler tel ou tel antigène, de le digérer pour mieux le présenter ensuite à d'autres cellules immunitaires. Celles-ci vont mettre en route tout un système de mémorisation qui se mobilisera immédiatement en cas d'arrivée « inopinée » d'un antigène identique. *Cette mémorisation ou mise en mémoire dans le système immunitaire se fait de la façon suivante : le message correspondant à l'étranger à mettre en fiche est transmis à des cellules « photocopiantes » qui adressent ensuite la photocopie à des cellules-mémoires qui, elles,*

9. Cet appendice est situé à l'union de l'intestin grêle et du gros intestin (encore appelé côlon). Une inflammation de ce morceau intestinal de huit centimètres à peine de long s'appelle une appendicite ! C'est une urgence chirurgicale.

vont archiver l'information et la ressortir à la demande en cas de nouvelle attaque de l'étranger. Nous verrons ce qui se passe lorsque, l'organisme vieillissant, les photocopies ne sont plus parfaitement identiques à l'original.

Le rôle immunitaire prépondérant, dans l'organisme, du système lymphoïde lié aux intestins (GALT) tient aux relations particulières existant entre le contenant (la paroi et les muqueuses intestinales) et le contenu (l'écosystème bactérien et viral intestinal), relations beaucoup plus étroites que celles existant par exemple dans l'écosystème bronchique (BALT).

Mais, nous n'avons parlé que des bactéries...

Que dire de ces virus qui ont une tendance désastreuse à s'intégrer à notre génome [10] ?

Ces virus qui nous envahissent

Le *virus* quel qu'il soit, est actuellement l'ennemi n° 1 reconnu par toutes les équipes et les centres de recherche médicale comme le grand pourvoyeur de pathologies dégénératives [11] et vraisemblablement d'un nombre important de cancers.

Tout virus a la capacité de s'immiscer à l'intérieur d'une cellule. Une fois dans la place, il va mélanger ses protéines (acides aminés) avec celles du noyau de la cellule. Résultat : lorsque la cellule se multiplie, elle multiplie également la structure virale. Si c'est le virus de la grippe par exemple, l'individu va, le temps de le contrôler et de l'éliminer, développer la maladie grippale. Comme il faut à l'organisme une huitaine de jours pour neutraliser le

10. Rappelons que le génome est l'ensemble des structures transportant toutes les informations génétiques ; c'est-à-dire tous les chromosomes et la transmission héréditaire.

11. Une pathologie dégénérative se traduit par la destruction lente et continue d'un organe, d'un tissu ou d'une structure : cas de la polyarthrite rhumatoïde, de l'arthrose, de certaines maladies de la peau ou des muscles, etc.

responsable, la grippe va durer une huitaine de jours. Ainsi, un antibiotique prescrit au quatrième jour de l'infection aura un effet spectaculaire en trois ou quatre jours... le temps pour l'organisme d'éliminer naturellement le virus de la grippe !

Attention donc aux traitements antibiotiques prescrits plus pour la bonne conscience du médecin et la sécurité de la mère que pour la santé de l'enfant ! De plus, cet enfant recevant des antibiotiques voit sa flore intestinale agressée et déstabilisée... d'où :

— diminution de réserve de « troupes » antivirales (bactéries et vitamines) ;

— difficulté accrue à produire des anticorps ;

— passage difficile du message de la reconnaissance de l'antigène vers les lymphocytes compétents.

La moralité de ces traitements est d'une tristesse infinie : plus le médecin donne d'antibiotiques et plus on est sûr que l'enfant n'aura pas fabriqué d'anticorps ; dépourvu des moyens de défense qu'il aurait dû se forger la première fois, il refera la même infection dès l'arrivée d'un virus similaire... et le cycle infernal commence. En trois traitements antibiotiques trop rapprochés, la flore intestinale est tellement déstabilisée qu'elle mettra de longs mois à se reconstituer. Ainsi, « l'action thérapeutique » permet au virus suivant, même de faible agressivité, de s'installer tranquillement et de développer sa pathologie !

Quand on sait que la grippe peut arriver communément sous le « visage » de plusieurs dizaines de virus, on comprend mieux que toute vaccination antigrippale devrait céder la place à des conseils alimentaires permettant un meilleur équilibre de l'écosystème intestinal, seul moyen efficace de se protéger durablement contre les infections virales répétées.

La protection de l'enfant ne passe donc malheureusement pas par la prescription abusive et sécurisante d'antibiotiques qui perturbent l'équilibre fragile des différentes populations bactériennes et virales de l'organisme. Tout virus étranger agressif se développera d'autant plus facilement que l'écosystème bactérien sera peu opérant. N'oublions pas que nous admettons à l'heure actuelle que pas moins de trois cents virus sont « inclus » dans le propre génome de chaque être humain ! Médecins et parents, respectez les enfants et leurs écosystèmes bactériens !

Tout se passe comme si notre société, ne tolérant plus l'évolution normale, voulait empêcher la réaction juste de l'organisme aboutissant ici à la fabrication d'anticorps. Le tout-chimique, par l'antibiothérapie par exemple, prend le pas sur la défense naturelle. Ce qui semble un progrès se révèle trop souvent être un recul. Ainsi, par besoin d'ouvrir un parapluie de sécurité, l'acte médical devient toxique là où il voulait être très protecteur.

Ceux qui nous gouvernent ne veulent pas comprendre ce langage très logique, langage qu'ils préfèrent ignorer, détestant plus que tous les autres remettre en question une parcelle aussi minime soit-elle du pouvoir établi.

Sachant par exemple que le marché de la viande dans les pays dits développés fait partie des gros chiffres d'affaires, derrière la sidérurgie et l'automobile, pouvons-nous croire qu'un dirigeant, de quelque bord politique soit-il, puisse prendre le risque économique de prôner la limitation de la consommation de viande au profit des volailles, poissons et céréales complètes ? De même, imaginons un instant la réaction des laboratoires pharmaceutiques, devant des mises en garde trop officielles contre les antibiotiques ! Et pourtant, les firmes pharmaceutiques, par leur gigantesque potentiel intellectuel et scientifique, sont nécessaires au progrès ; elles participent activement à la recherche et ont besoin de gros budgets financiers pour assumer ce que les gouvernements ne peuvent ou ne veulent soutenir : la recherche scientifique. Ces budgets sont assurés bien sûr par la rentabilité de leurs produits. Alors, que faire ?

Un réel problème de société se pose, que nous n'avons ni les compétences, ni l'intention de résoudre.

Les médias ont propulsé le virus HIV du SIDA en première ligne de l'actualité. Cet aspect semble réserver au HIV la grande majorité des troubles virologiques. Rien n'est plus trompeur. Ce virus ne représente qu'une infime partie des pathologies virales rencontrées en médecine. Un déséquilibre du terrain n'expose pas directement l'individu au SIDA, mais plutôt à une infection virale chronique pouvant déboucher plusieurs années plus tard sur une maladie de système.

Le mécanisme est bien connu : le système immunitaire défaillant, témoin d'une fragilité du terrain, laisse passer un virus qui va attaquer un organe-cible, par exemple le foie — bientôt envahi par une armada virale destructrice. Ce peut être le début d'une hépatite virale chronique détruisant en plusieurs années la structure hépatique. Ce phénomène de chronicité ne peut se produire aisément ; il faut que plusieurs conditions soient réunies :

1) Dans un premier temps, l'écosystème bactérien peut très bien avoir permis l'implantation du virus de l'hépatite dans le milieu intestinal.

2) Ce virus a, dans un deuxième temps, tout loisir pour s'installer dans les différentes cellules hépatiques dont la fonction est de recevoir les toxines bactériennes intestinales (endotoxines bactériennes intestinales), et de les filtrer. Le système de défense du foie et le système immunitaire n'ont pas vu l'intrus, ou pas pu l'éliminer.

Non reconnu comme étranger, celui-ci circule presque librement pour aller se fixer sur l'organe cible de son choix[12]. Plusieurs causes peuvent être à l'origine de cette hérésie. Comme nous l'avons vu dans la définition du soi

12. C'est l'exemple typique de la mononucléose infectieuse ou « maladie du baiser » transmise par la salive. Le virus qui en est la cause, l'Epstein Barr Virus (EBV), profitant de la fatigue secondaire à la maladie et d'une prédisposition de l'individu, peut se fixer dans les cellules du foie ; ainsi se développe une véritable hépatite qui, si ce virus n'est pas rapidement contrôlé par les défenses de l'organisme, entraîne une insuffisance de travail des cellules hépatiques, ou plus scientifiquement : une insuffisance hépatocellulaire.

biologique, il existe des prédispositions, transmises par les chromosomes, à héberger facilement certains virus dans le tissu hépatique ou dans d'autres localisations. Il s'agit des différents types de HLA, ces « marques » existant à la surface de certaines cellules humaines, et dont l'ensemble définit le véritable terrain de la personne considérée, la prédisposant aux maladies si elle rencontre les « clefs » permettant à celles-ci de se déclarer.

POURQUOI UNE MÊME AGRESSION VIRALE PEUT-ELLE DÉTERMINER DES RÉPONSES DIFFÉRENTES ?

Imaginons deux frères qui, rencontrant le même virus, font la même maladie virale, pulmonaire par exemple, maladie qui va durer dix jours. Ils guérissent tous les deux de cet épisode aigu, mais l'un reste fatigué et présente des troubles cardiaques avec apparition d'un « bruit » anormal à l'auscultation. Les examens diagnostiquent une péricardite survenant après une infection virale à cytomégalovirus. Que s'est-il donc passé ?

Le virus a été parfaitement contrôlé après la phase aiguë par l'un des frères tandis qu'il a rencontré chez le second une muqueuse de fragilité particulière, fragilité peut-être passagère, mais déstabilisant suffisamment les défenses locales pour permettre l'installation dans un tissu normalement bien protégé, d'un étranger, en l'occurrence le cytomégalovirus (CMV), cousin germain de l'herpès, du zona et de la mononucléose infectieuse. Seule la connaissance du terrain profond biologique et immunitaire permet la compréhension de ces susceptibilités. Nous le verrons au chapitre 5 qui aborde toutes les possibilités connues aujourd'hui pour définir la notion de terrain, et partant de cette définition, émet un certain nombre d'hypothèses ou affirme les certitudes expliquant la genèse et le développement des maladies les plus importantes et les plus graves.

A côté des erreurs de l'organisme favorisées par les similitudes de certains virus avec une partie du soi biologique de la personne, ces virus peuvent avoir une action pathologique classique, en attaquant directement un tissu, une muqueuse ou certaines cellules. Une affection relativement courante et bénigne comme la vulgaire « jaunisse » (encore appelée « hépatite A ») peut, si les cellules du foie s'y prêtent, devenir une maladie évoluant sur de longs mois. Il suffit pour cela que les cellules hépatiques fragilisées par une nourriture mal adaptée, une mauvaise défense temporaire ou une agression en cours, autorisent l'installation à demeure du virus A de l'hépatite à l'intérieur même de la cellule.

La maladie se développe alors dans un lieu trop tolérant qui héberge l'envahisseur au lieu de lutter contre lui. Ce peut être dû à une fatigue intense, un stress psychologique particulier, une exposition prolongée aux ultra-violets, une grossesse ou un acte chirurgical parfois.

Peuvent alors survenir :

— une chute des défenses locales, avec fabrication sur place d'un « nuage » d'Immunoglobuline D et d'acide hyaluronique, qui bloque le passage des unités de défense de l'organisme, isolant la région agressée du contrôle de l'individu ;

— une maladie altérant les possibilités de nettoyage des cellules du foie touchées. Par exemple, une inflammation chronique, une infection mal éliminée, ou une insuffisance hépatique. On se retrouve dans une situation de faiblesse immunitaire « acquise » par opposition à un trouble congénital.

Actuellement, la biologie classique est incapable d'exprimer ces phénomènes. Il faut donc utiliser des facteurs différents et les étudier avec une philosophie médicale peut habituelle pour que cette biologie encore mal développée puisse aider à définir réellement le *terrain* propre de chaque personne. Nous verrons à propos du « diagnostic prédictif », comment les progrès scientifiques médicaux des années 80 autorisent enfin cette définition non ésotérique d'un terrain sur lequel évolue une pathologie, ou permettant l'installation d'un virus.

Par exemple, il est tout à fait possible maintenant, grâce à des analyses simples, de savoir que certains enfants n'auront pas les moyens de défense suffisants contre les agresseurs viraux, ce qui doit faire contre-indiquer toutes les vaccinations par vaccins vivants atténués, surtout si l'enfant n'a pas atteint la maturité immunitaire, qui survient entre deux et onze ans.

Ces vaccins (qui sont le BCG, les vaccins contre la variole, la fièvre jaune, la rougeole, les oreillons, la rubéole, la poliomyélite *par voie buvable*), arrivant sur des défenses fragiles, auront non pas un effet préventif, mais agressif et déséquilibrant sur tel tissu nerveux (cas du vaccin anti-rougeole) ou tel récepteur hormonal cérébral (cas du vaccin anti-polio buvable), pour ne citer que ces deux-là.

LES INFECTIONS VIRALES, GRANDES RESPONSABLES DE PATHOLOGIES DÉGÉNÉRATIVES

L'ensemble du corps médical considère actuellement, et a juste titre, que toute pathologie dite dégénérative, comme les maladies de système, les grandes affections rhumatismales déformantes ou les connectivites (voir glossaire) ont leur origine dans une infection virale survenue plusieurs années auparavant.

Plusieurs mécanismes peuvent être évoqués. Certains processus ont fait la preuve de leur responsabilité. D'autres restent encore à l'état d'hypothèse, bien que de trop nombreuses coïncidences transforment de plus en plus ces hypothèses en faits expérimentaux ou d'observation.

Quel que soit le mode d'action du virus, on parlera d'*initiation virale* à la maladie, l'organisme « grâce » au virus ayant appris à fabriquer celle-ci !

1) *Identité entre un virus ou une partie de virus et une partie de l'organisme*

Un virus s'installe chez son « hôte » (dans un tissu, une cellule ou un organe par exemple). Il se développe, se multiplie et « fait » la maladie qui lui est spécifique : s'il s'agit du virus Epstein-Barr, ce sera une mononucléose infectieuse. Elle atteint l'adolescent et l'adulte jeune, et dure environ quatre à huit semaines, donnant habituellement un état de grande fatigue, avec angine, gros ganglions dans l'aisselle, le cou, les aines et fréquemment des douleurs articulaires. C'est une infection virale contre laquelle les antibiotiques, pas plus que la cortisone, n'ont d'effets. Elle ne doit surtout pas être traitée avec certains dérivés de pénicilline.

Dès que le virus (Epstein-Barr dans notre exemple) est détecté par l'organisme, le système de défense se mobilise.

Ici, la notion de terrain permissif intervient :

— Si pour une raison quelconque le sujet atteint (l'hôte : celui qui « héberge » le virus) ne peut contrôler ce virus et l'emprisonner dans ses lymphocytes spécialisés [13], il fabriquera des anticorps en grande quantité pour tenter d'enrayer l'infection. Le rôle de ces anticorps est de se fixer sur les virus, puis d'en détruire ou d'en paralyser des parties très précises afin de les neutraliser.

— Que se passe-t-il si le « soi biologique », c'est-à-dire le terrain propre à la personne, présente des sites [14] identiques à ceux des virus ? Si les anticorps s'avèrent incapables de contrôler la situation, ils vont dans leur lutte éperdue contre l'envahisseur confondre certains des sites faisant partie intégrante de l'organisme avec les sites du virus, et attaquer indistinctement *tous les sites !* L'orga-

13. Le comptage des globules (numération globulaire) montre qu'il existe dans le sang une augmentation des lymphocytes (globules blancs porteurs et messagers d'une grande partie de l'immunité), et des monocytes, autres globules blancs qui une fois dans les tissus deviennent des macrophages ou « grands mangeurs », dévorant toute particule étrangère sur leur passage. Ces monocytes dans le sang témoignent de la lutte de l'organisme contre le virus de la mononucléose infectieuse.

14. Rappelons qu'un site est une série particulière d'acides aminés (protéine) à la surface d'une cellule, qui « dessine » le « visage » de cette cellule. Quand le site d'un virus est reconnu par l'organisme, celui-ci fabriquera l'anticorps approprié pour lutter efficacement contre lui.

nisme ne sait plus faire la part des choses. Il s'auto-attaque !

C'est tout le mécanisme de la maladie auto-immune qui est ainsi déclenché.

Vous me direz que cela nécessite quelques « si » bien placés... Heureusement ! Sans ces « si », toute infection virale déclencherait à plus ou moins brève échéance une maladie immunitaire !

Autre exemple troublant, nous savons que sur certains terrains « privilégiés », tel virus a la capacité de déclencher telle maladie si survient un état de faiblesse permettant cette agression ! Nous pouvons ainsi citer le cas de personnes ayant dans leur famille des diabètes traités à l'insuline ; ces personnes, si elles font une forte rubéole, ou reçoivent le vaccin contre la rubéole, ont de gros risques de développer une inflammation du pancréas (pancréatite) ou un diabète grave !

2) *Intégration du virus dans la maison de l'hôte*

Un virus en lui-même n'a pas de possibilité pathologique. Il doit être « absorbé » par une cellule pour s'y développer et déclencher la maladie virale.

Ce virus, par toute une série d'attaques, pénètre la cellule, et, parce qu'il a en lui-même des acides aminés identiques à ceux de l'homme, se voit littéralement intégré comme partie intime de la cellule, au niveau du noyau de celle-ci. Le noyau contient les gènes de l'espèce. C'est lui qui permet la division de la cellule et sa multiplication ; ainsi, le virus implanté se multipliera avec elle... Il faut un certain nombre de cellules colonisées pour que la maladie se fasse jour : c'est la « période d'incubation ». Ce scénario peut se faire en quelques jours ou plusieurs semaines. Une grippe « s'exprime » sur cinq à huit jours, mais aura « attendu » deux à trois semaines avant d'atteindre un nombre de cellules assez grand lui permettant d'apparaître.

Une fois le nombre clé atteint, la maladie se déclare, se développe, puis l'organisme réagit et élimine l'affection.

C'est le processus normal chez l'individu sain : il détecte l'étranger, le photographie, reproduit sa « fiche signalétique » par photocopie dans certains de ses globules blancs (des lymphocytes-mémoires), puis il détruit ou neutralise le virus. Pour cela, il aura fabriqué des anticorps qui seront les témoins plus ou moins temporels ou éternels de la lutte et pourront, lors d'une prochaine agression par *le même virus*, se mobiliser immédiatement et l'attaquer dans la foulée.

Mais que se passe-t-il lorsque l'individu atteint par un virus qui pénètre dans le cœur de ses cellules, s'avère incapable de reconnaître cet étranger (plus précisément l'antigène), ou tout simplement l'admet par « faiblesse » ? Non combattu [15], ce virus va être multiplié sur une grande échelle par le processus physiologique cellulaire (normal), et ainsi envahir tout ou partie du tissu constitué par ces cellules infectées. Ce peut être une verrue sur l'épiderme, ou un cancer débutant sur un col de l'utérus ! Cela va dépendre des prédispositions de chacun ou de chacune, mais également des agressions anciennes ou récentes qui auront permis aux défenses locales de faillir, et de laisser s'installer l'intrus.

Le rôle de toute médecine est donc de *prédire* ce qui va arriver dans une situation déséquilibrée, et de *prévenir* l'évolution pour interdire le passage à l'état de maladie. C'est encore une fois la preuve de la nécessité de connaître et comprendre le terrain sur lequel l'infection va évoluer.

On connaît parfaitement les conditions de terrain permettant le développement du cancer du col de l'utérus : fragilisation de la muqueuse par de nombreuses infections, arrivée d'un virus précis (papillomavirus particulier) qui va pénétrer les noyaux des cellules exposées, se multiplier avec elles développant ainsi un tissu anormal.

15. Il semble que naturellement, ou plutôt par acquis des générations, l'homme présente dans son génome un nombre impressionnant de virus incorporés (200 à 300), qui se multiplient avec nos propres cellules, et passent de génération en génération en même temps que les chromosomes transmettant l'hérédité !

C'est la genèse de la tumeur qui donnera de nombreuses multiplications aboutissant plus tard au cancer du col de l'utérus. La *prévention* est d'éviter les infections récidivantes : dans ce cas, elle consiste à prendre une série de précautions sexuelles allant de l'abstinence farouche à la pratique protégée par préservatif, en passant par la fidélité conjointe et conjugale la plus parfaite. La *prédiction* est de poser les différents éléments diagnostiques permettant d'affirmer que : le col de l'utérus est susceptible de ne pas se défendre efficacement contre des agressions virales ; les conditions de développement d'un cancer localisé sont atteintes ;
et qu'il est temps d'agir et de ne plus attendre pour suivre une éventuelle évolution.

Si l'on agit ainsi pour le col de l'utérus, pourquoi ne pas accepter ce même raisonnement pour tout autre phénomène pathologique ?

Il est aussi simple d'affirmer qu'une maladie s'installe et qu'il faut l'attaquer, que de dire qu'un virus du col de l'utérus déstabilise les muqueuses et peut participer à la formation d'une lésion cancéreuse.

Le « terrain » du col utérin existe.

Celui de l'individu aussi !

Nous voyons donc tout l'intérêt de savoir déterminer réellement ce *terrain* afin de pouvoir faire de la médecine prédictive qui permettra non plus de traiter la maladie installée, mais de la dépister en cours de développement, de tenter de la contrôler et, ce faisant, de l'éliminer.

C'est la médecine qui permet d'espérer la guérison véritable, si la notion de terrain devient une réalité et non plus cette Arlésienne dont tout le monde parle, mais que personne ne connaît réellement.

Des moyens modernes permettant de définir le terrain de la personne et, connaissant ses prédispositions, de prendre dès le début de toute dysfonction des mesures pour limiter puis enrayer la pathologie, *existent et seraient applicables en médecine courante.*

Pourquoi l'organisation de la santé ne s'empresse-t-elle

pas de se donner le pouvoir de les utiliser ? C'est une histoire que les responsables administratifs n'ont pas encore voulu (ou pu ?) aborder, aidés dans cette inertie par une grande partie de la profession médicale qui craint toujours l'innovation.

Pourtant, une attitude prédictive ferait économiser des milliards à la Sécurité sociale en diminuant les coûts pharmaceutiques, d'arrêt de travail et d'hospitalisation qu'entraîne la maladie installée...

Alors ?... Question actuellement sans réponse.

Quand l'organisme s'attaque lui-même

AUTO-IMMUNITÉ

L'auto-immunité est un réflexe de l'organisme dirigé contre lui-même. Bénéfique, ce réflexe détruit la cellule qui sort de la normalité. Néfaste, il va se tromper de cible et attaquer son propre soi biologique. La connaissance récente des phénomènes auto-immuns a ouvert un champ d'exploration diagnostique et thérapeutique encore incomplètement défriché à l'heure actuelle.

Imaginons un instant l'effet désagréable d'une petite puce sur la jambe. On la tue d'un coup de main rageur. Non, elle a sauté un peu plus loin, endroit qui reçoit de nouveau une claque alors que l'animalcule est déjà ailleurs. Puis, dans l'affolement de la lutte, la main vengeresse confond un minuscule grain de beauté avec la puce. Elle frappe et cherche à éliminer ce grain de beauté... On dit que l'organisme se trompe de cible. Il ne sait pas reconnaître son soi biologique et le protéger.

L'exemple du grain de beauté est énorme, au sens propre comme au figuré... En effet, la réalité est dépassée par la fiction. Les structures qui peuvent être identiques entre une partie du soi de la personne et une partie d'un étranger, un virus par exemple, sont en général des morceaux de protéine. Chaque protéine est constituée d'acides aminés accolés les uns aux autres dans un ordre strict et précis qui détermine son caractère spécifique, en même temps qu'il dessine son « visage » ou sa « fiche signalétique ». Une série d'acides aminés s'appelle une *suite.*

Sachant qu'un globule blanc comme le lymphocyte mesure environ un micron (un millionième de mètre), que ce globule en pleine activité peut présenter à sa surface jusqu'à un million de suites d'acides aminés, nous concevons facilement que les possibilités qu'a l'organisme de se tromper sont à la fois infinies et infiniment... petites. Il peut exister mille sept cents sites différents par millimicron carré sur la surface du globule ! Il est urgent que nous, médecins, apprenions à reconnaître ces infiniments petits qui vont être à l'origine de la plupart des maladies rhumatismales, des muqueuses, de la peau, des artères, des organes comme le foie, le pancréas, etc.

Revenons à l'image du grain de beauté : il pourrait représenter une suite de six acides aminés présente sur une partie du soi biologique de la personne. Reprenons la puce qui peut parfaitement être un virus possédant lui aussi cette même série de six acides aminés. Que va-t-il se passer ?

L'organisme envoie ses policiers, les anticorps, qui ont pour mission d'attaquer cette série déterminée de six acides aminés ; ils la recherchent, la trouvent, font leur travail d'anticorps qui est de l'éliminer. Mais ce travail de destruction va porter autant sur le virus que sur la partie du soi biologique de la personne. Le virus subit une attaque en règle, mais l'organisme également.

C'est exactement un des processus connus de déclenchement d'une maladie rhumatismale redoutable, la polyarthrite rhumatoïde ou PR (anciennement PCE : polyarthrite chronique évolutive), qui est un des meilleurs exemples actuels de description de maladie auto-immune :

— remplacez le mot « virus » soit par Epstein Barr Virus (cause de la mononucléose infectieuse) soit par CMV (cytomégalovirus), tous deux du groupe des herpès virus ;

— insistez sur le fait qu'il faut une sensibilité particulière à l'un de ces virus et une défaillance immunitaire ;

— substituez à la « partie du soi biologique » un des trois sites ou loci HLA suivants : DR1, DR4 ou DW14 ;

— rejouez l'histoire de la puce et du grain de beauté... et vous décrivez brillamment le déclenchement de la polyarthrite rhumatoïde !

Voici comment, presque en s'amusant, il a été possible de reconstituer la genèse d'une pathologie grave, en utilisant l'arsenal biologique à notre disposition, et grâce à une bonne connaissance de quelques spécificités de l'individu. Ce travail de détermination du phénomène à l'origine de la maladie permet de mieux saisir la nécessité absolue à l'heure actuelle de faire éclater les carcans enserrant la médecine créatrice ; *cette médecine de terrain qui utilise les toutes dernières nouveautés scientifiques peut être la médecine présidant à un fantastique espoir de prédiction pour l'avenir : celui de pouvoir guérir avant que des lésions irréparables ne s'établissent.*

D'autres pathologies auto-immunes, diagnosticables avant que n'apparaissent des dégâts irréversibles, sont relativement courantes en médecine praticienne. Une des plus fréquentes est la spondylarthrite ankylosante, ou pelvispondylite rhumatismale, dont le mode d'installation rappelle celui de l'affection précédente. La première notion du terrain concerne évidemment le sexe du malade ; autant la polyarthrite rhumatoïde est plutôt une affection féminine, autant cette spondylarthrite ankylosante est fréquemment masculine.

Beaucoup de personnes ont dans leur « carte d'identité biologique » un certain locus HLA appelé B27. Il se trouve que ce locus porte une série d'acides aminés que l'on retrouve chez certaines bactéries vivant en petit nombre dans les intestins ; il s'agit des *salmonelles,* des *yersinia*[16], des *shigelles,* des *campylobacters.* D'autres

16. Yersin fut le premier à isoler ce bacille, d'où le nom de Yersinia. Ce fait doit être noté, car une des bactéries de ce groupe, *Yersinia pestis,* n'est autre

bacilles peuvent également avoir des ressemblances ou mimétismes moléculaires avec le locus B27, comme les *chlamydiaes* ou les *gonocoques* qui sont tous deux des germes à transmission sexuelle.

Le gonocoque est le germe responsable des blennorragies (ou « chaude-pisses ») atteignant en France cinq cent mille personnes tous les ans ! Les chlamydiaes, outre qu'ils peuvent déterminer l'apparition d'une maladie rhumatismale, sont fréquemment à l'origine d'infections lentes et silencieuses de l'appareil génito-urinaire de la femme, en particulier des trompes et des ovaires, avec trop souvent stérilité si l'organisme ne sait ou ne peut pas s'en débarrasser à temps. Chez l'homme, ils se manifestent en général par une « goutte » matinale souvent indolore, mais témoin d'une grande contagiosité.

Si dans une famille il y a eu plusieurs cas de maladies rhumatismales du genre spondylarthrites rhumatismales et qu'un des descendants présente une infection traînante à chlamydiae, si cette personne a un locus HLA B27 dans sa « fiche biologique », il va être urgent de la débarrasser de ses chlamydiaes, mais également de rechercher si quelques prémices de maladie rhumatismale ne sont pas déjà présents. Cette recherche ne se fera pas dans des analyses de sang courantes mais grâce au *profil protéique* dont nous parlerons au chapitre du diagnostic prédictif.

MALADIE AUTO-IMMUNE OU DE SYSTÈME

Pendant longtemps une distinction était faite entre maladie de système et maladie auto-immune.

La maladie de système est l'apparition de troubles d'organisation des fibres de collagène et d'élastine au sein d'un même tissu. Ce phénomène, pouvant prendre des

---

que la responsable des grandes épidémies de peste qui ravagèrent le Moyen Âge. Actuellement, une antibiothérapie bien menée et rapidement prescrite enraie parfaitement bien cette maladie.

formes très diverses[17], ne peut survenir qu'en présence de troubles immunitaires locaux fréquemment consécutifs à des infestations virales ou bactériennes se développant « silencieusement » *Une pathologie est dite « silencieuse » lorsqu'elle ne se manifeste par aucun signe révélant son existence. Si quelques petits signes discrets peuvent être retrouvés, on dira qu'elle évolue « à bas bruit »*. Le système immunitaire débordé ne peut répondre à ces attaques. La maladie s'installe et détermine l'apparition du trouble de structure. C'est la maladie de système.

Dans la plupart de ces pathologies, le système immunitaire finit tôt ou tard par réagir contre l'étranger implanté dans une de ses structures. Le résultat n'est pas toujours heureux, car l'élimination de l'intrus peut très bien se retourner contre la partie de l'organisme qui était atteinte, et ainsi dégénérer en maladie auto-immune.

La différence entre les deux formes de pathologies est donc assez subtile. De toute manière, leurs traitements font appel aux mêmes thérapeutiques.

Comment poser le diagnostic précoce de maladie de système ou de maladie auto-immune si les infections virales ou bactériennes se développent « à bas bruit » ?

Nous verrons dans la deuxième partie de ce livre que c'est tout à fait possible car apparaissent alors des signes biologiques d'attaque contre une partie de l'organisme (maladie de système) ou d'attaque de l'organisme contre lui-même (maladie auto-immune). Mais les analyses permettant de les déceler, bien que de réalisation courante, sont peu prescrites et les médecins qui savent les interpréter sont encore trop peu nombreux. Cette biologie récente est pourtant une véritable révolution du raisonnement médical.

Une fois de plus, l'expérience montre que si la médecine dispose d'éléments dénonçant l'installation de ces micro-

17. Quelques maladies de système ou collagénoses : sclérodermie, lupus érythémateux, certaines vascularites, maladie de Behçet, Gougerot Sjögren, périartérite noueuse, sarcoïdose, polymyosite, etc.

bes ou de quelques troubles silencieux, le médecin pourra tenter d'organiser très tôt un traitement.

Les thérapeutiques qui peuvent enrayer le développement de la maladie arrivent « sur le marché » ; il serait trop bête de ne pas les utiliser dès le tout début du dérèglement. Mais il est vrai que la bonne connaissance d'un dossier demande plus que les quelques minutes accordées lors d'une consultation, soit par manque de temps, soit par manque d'intérêt du médecin pour le terrain du patient.

Bien posséder intellectuellement les différentes indications du soi biologique d'un sujet va en fait plus loin que la simple médecine routinière.

Il faut que des concepts de médecine prédictive entrent de plain-pied dans l'acte thérapeutique quotidien. Alors, pourquoi ces faits sont-ils toujours ignorés et laissés de côté ?

PARENTHÈSE SUR LA PERMISSIVITÉ ADMINISTRATIVE

Imaginons un architecte qui, appelé au chevet d'un mur fissuré de la maison qu'il a livrée, affirme péremptoirement qu'il faut suivre l'évolution de la fissure et attendre pour voir si le mur va vraiment s'effondrer !

Non-sens et illogisme, affirmera-t-on à juste raison ! C'est pourtant ce qui se passe en médecine, où il faut prouver que le mur s'écroule pour entreprendre de le soutenir ! Boutade ? Non, ce type de raisonnement est le lot quotidien des réponses faites par des fonctionnaires à des demandes de prise en charge de traitements à visée prédictive. Les tenants du pouvoir administratif refusent toute innovation quant au diagnostic.

Il nous faut chaque semaine répondre à plusieurs fiches de renseignement concernant tel ou tel examen biologique demandé pour des patients n'ayant pas encore souffert de la plupart des symptômes d'une maladie. Tant que tous les signes ne sont pas là, la maladie est officiellement inexistante et vous n'avez pas le droit administratif de vous intéresser à ce patient. Le drame actuel réside dans le fait que ces tyrannies bureaucratiques ont l'appui des soi-disant experts médicaux, dont la plupart ignorent tout des nouveautés thérapeutiques et sont surtout liés à la législation administrative. D'autre part, le peu d'intérêt intellectuel et médical des médecins de caisse nous laisse trop souvent sans voix ni réaction ; le service du patient passe loin derrière le service de la carrière et du carcan luttant contre l'innovation et le progrès. Sans doute la notion de pouvoir, trop importante pour ceux qui croient le détenir un moment de leur vie, a-t-elle fait passer au deuxième plan la science et l'intérêt médical. Mais quelle tristesse de voir de véritables cerveaux sombrer dans cette recherche onirique de la puissance !

Psychothérapeutes et psychiatres devraient se pencher sur le comportement des politiciens et des fonctionnaires face à une profession échappant encore en partie au contrôle du système étatisé ; car la médecine, fort heureusement, restera, pour ceux qui se passionnent pour elle, un art véritable.

Imaginerait-on Vélasquez, Picasso, Dali ou Van Gogh soumis à des jugements politico-administratifs ? C'est pourtant ce qui se produit en médecine ! Le médecin n'a pas le droit de s'écarter de la couleur ou du trait officiel ! Dans certains cas, il doit même faire ses ordonnances sur des papiers choisis et imposés (maladies prises en charge à cent pour cent par exemple).

Comment, dans ces conditions, espérer voir naître une politique cohérente et honnête de médecine prédictive ? Le « terrain » ne rentrant pas dans des tableaux de pourcentage déshumanisés, ne sera jamais le fruit de décisions officielles. Cette notion demande à chacun trop de remises en question...

La pathologie politico-administrative calque son impuissance sur celle des méthodes thérapeutiques classiques : il y a refus d'affronter le pourrissement du système comme il y a refus d'attaquer la maladie avant qu'elle n'ait fait chez le patient des dégâts irréversibles. Tant que l'édifice ne se sera pas écroulé, il sera déclaré sain... comme la tour de Pise !

Dans quinze ou vingt ans, lorsqu'il sera trop tard, il se trouvera bien un homme miracle pour faire évoluer élégamment l'appareil médical ; il faudra tailler dans le vif de tous les sujets en crise pour établir une réforme administrative qui sera sans doute aussi lente à entrer en application qu'à se mettre en place. Mais la science allant de plus en plus vite, ce renouveau risque d'être rapidement menacé.

Aspect psychologique de la pathologie et psychothérapie

Que se passe-t-il dans un cadre de développement « normal » de l'individu venant de naître ?

L'enfant naît avec le potentiel immunitaire humoral (sanguin) de la mère et la dépendance mère-enfant que l'on connaît.

Jusqu'à deux ans, il apprend doucement à développer son immunité cellulaire, à utiliser ses premiers facteurs de croissance, pendant qu'il découvre son existence et constitue son corps dans son esprit.

A deux ans, le petit être mûrit ses premières armes immunitaires lui permettant de se défendre seul, en même temps qu'il se sépare de sa mère, articule son langage pour examiner l'angoisse de cette rupture.

A sept ans, se développe le mécanisme des réactions antigène-anticorps, fin des premières rencontres virales et bactériennes ayant permis la stimulation de l'immunité. C'est aussi la modification du complexe d'Œdipe, avec apparition d'une structure psychique évoluée.

A onze ans, ayant acquis ses défenses cellulaires et humorales, l'enfant a une immunité adulte et démarre sa différenciation sexuelle lui permettant d'affirmer sa structure définitive et sa personnalité.

Partant de ces faits d'observation et de logique de développement, tout a pu être dit, plus ou moins constaté, et avec quelques tours de passe-passe, des théories fumeuses sur la genèse des maladies ont pu voir le jour.

De multiples articles parsemant les médias se font l'écho des relations privilégiées entre le comportement immunitaire de l'individu et les émotions, le stress, la culpabilisation, la névrose et tous les autres troubles psychologiques, voire psychiques.

Une grande prudence doit toujours accompagner l'étude de ces articles. De nombreux auteurs et médecins se sont souvent fait « piéger » par des cas trop beaux.

A l'appui de cette remarque, je raconterai l'histoire survenue à une de mes patientes, femme d'âge mûr, mère et proche de la grand-maternité, qui m'avait été adressée par un confrère pour mise au point d'un traitement immunitaire à visée anti-cancéreuse.

Elle présentait dans un sein, à la mammographie, de petites calcifications fort suspectes de malignité, c'est-à-dire évoquant la présence de cellules cancéreuses. L'analyse de son terrain biologique signait un déséquilibre important entre les œstrogènes et la progestérone (les hormones sexuelles). L'immunité cellulaire n'était pas flatteuse.

Quoique peu enclin d'emblée aux solutions chirurgicales, je tentai de convaincre cette dame sympathique de subir l'ablation de la masse suspecte. Elle refusa et n'accepta pas plus une biopsie de cette tumeur. Quelques années auparavant, j'avais guéri sa fille d'un petit cancer du col de l'utérus ayant évolué sur des problèmes viraux complexes et chroniques. Elle voulait ni plus ni moins qu'un schéma thérapeutique semblable. Ne désirant pas voir cette femme échapper à des contrôles médicaux réguliers, je décidai de tenter une immunothérapie (à base d'auto-vaccins intestinaux et de protecteurs de son soi biologique), accompagnée d'une psychothérapie comportementaliste.

Quatre mois plus tard, un contrôle biologique montra

une amélioration sensible — bien que incomplète — de l'état immunitaire ; une nouvelle mammographie et une échographie pratiquées sept mois après le début du traitement ne retrouvaient plus les microcalcifications ! Un recul de trois ans maintenant permet d'affirmer que celles-ci ont bien disparu. Cependant, je suis toujours surpris d'entendre cette patiente me parler de « son cancer » guéri par des thérapeutiques peu conventionnelles. En ce qui me concerne, j'ai traité un état immunitaire déficient accompagné d'anomalies radiographiques du sein. On peut certainement parler d'état de *prédisposition cancéreuse*, mais surtout pas de cancer ! Persuadée que son intuition ne l'a jamais trompée, que c'est un traitement et une psychothérapie utilisés en pathologie cancéreuse..., elle affirme que c'était bien un cancer... et en conclut que c'est bien le travail dans sa tête et l'immunothérapie qui sont capables de traiter *le* cancer !

Cette histoire vraie doit faire réfléchir :
— aucune certitude scientifique d'existence d'un cancer ;
— aucun moyen objectif de vérifier l'impact psychothérapique et de faire la distinction réelle entre les deux versants thérapeutiques.

En aucun cas, je ne dois affirmer avoir guéri un cancer !

Toutefois, de nombreux travaux prouvent que des situations de vulnérabilité aux stress abaissent le taux des cellules ayant le pouvoir de tuer naturellement les cellules tumorales.

Un grand nombre de publications dans le monde entier révèlent que les traitements par hormones sexuelles (mâles et femelles) et par les cortisones naturelles ont une action d'affaiblissement des réactions immunitaires.

Selon des études sur la souris pratiquées par le Pr Renoux de Tours, des lésions du cortex cérébral gauche (moitié gauche du cerveau) diminuent le nombre de lymphocytes dans la rate, et amoindrissent leur activité biologique. Ces faits peuvent être rapprochés d'une étude américaine montrant qu'il existe plus de pathologies auto-immunes chez les gauchers que chez les droitiers.

L'ensemble de ces travaux tend à démontrer que *le lien entre les émotions et l'immunité réside dans la capacité qu'ont les lymphocytes d'intégrer les signaux émis par le système nerveux.* Ces signaux sont des réponses à des informations extérieures, émotionnelles ou non.

Il est d'ailleurs remarquable de noter que les âges importants de la vie immunitaire et de sa maturation correspondent aux âges clefs du développement de la personnalité.

Ces constatations amènent tout naturellement à recommander des thérapies spécifiques. Il est fortement déconseillé de pratiquer une psychanalyse en cas de dépression immunitaire, les phases de fragilités psychiques engendrées par cette thérapie étant trop longues et trop violentes. Il est préférable d'effectuer une psychothérapie de type comportemental, plus adaptée à la vie quotidienne et moins agressive.

Ainsi, aussi suprenant cela soit-il, même l'abord du versant psychique de la maladie passe par une voie nécessitant la bonne connaissance à la fois du *terrain psychologique* et du *terrain biologique.* Mais, encore faut-il rencontrer des thérapeutes équilibrés qui ne vont pas refuser systématiquement de considérer le psychisme comme faisant partie intégrante de la totalité de l'individu. En effet, trop de psychothérapeutes ou de psychiatres ont tendance à traiter la tête hors de l'ensemble du corps.

A l'inverse, trop de médecins vont soigner le corps sans prendre en considération la tête...

La meilleure connaissance de tous les échanges hormonaux et de tous les signaux émis, soit par le cerveau soit par une partie quelconque de l'organisme, implique la fusion des deux approches thérapeutiques.

CHAPITRE 3

Des approches divergentes

De l'ensemble de ces faits, le profane déduit souvent avec désappointement qu'il existe au moins deux manières d'aborder le problème de la maladie :

— une attitude ultra-classique, sur des bases de scientifisme pointu, qui donne l'impression de creuser la maladie au fond d'elle-même ;

— un comportement préconisant l'étude en premier du *pourquoi* la maladie s'est installée, et dirigé dans un deuxième temps sur la maladie elle-même.

De ces deux attitudes, qui devraient se compléter, découlent deux types de traitements. Personne n'a raison, il y a une part de vérité dans les deux camps. Une seule théorie doit prédominer : *celle de l'utilisation de toutes les techniques médicales à la disposition du médecin.*

Thérapeutiques classiques pures

Ces thérapies utilisent uniquement l'allopathie, c'est-à-dire des médicaments n'ayant rapport qu'à la maladie et jamais au terrain. Et c'est là que l'on voit que le système est floué à la base. Les remèdes allopathiques ne s'intéressent qu'au symptôme extériorisé. Le terrain est inconnu puisque même profondément perturbé, il n'y a pas de médications allopathiques à proposer. Le monde médical, raisonnant par l'absurde, fait précéder ces conclusions pour affirmer que tant que la maladie n'est pas encore là, il n'y a pas de troubles, pas d'actions possibles, et surtout pas d'attitude prédictive à échafauder !

Que penser du mécanicien qui, examinant un moteur qui consomme son huile à tout va, prétend qu'il faut suivre l'évolution du niveau d'huile et attendre que le moteur chauffe pour en déduire que la fuite d'huile est vraiment pathologique ! N'importe quel automobiliste criera à l'incompétence de ce soi-disant professionnel.

Que penser du médecin qui devant des signes biologiques évoquant le blocage et la défaillance du système immunitaire, « diafoirusera »[1], péremptoire, qu'il faut attendre l'arrivée de la maladie et de ses dégâts pour agir ?

Aussi surprenant cela soit-il, alors que le mécanicien indélicat sera montré du doigt et accusé de profiter de l'ignorance de son client pour induire une réparation un peu plus tardive certes, mais ô combien plus rentable, le médecin ayant un comportement identique sera protégé par ses pairs et le système de couverture sociale en vigueur.

Il est en effet beaucoup plus « facile » de traiter une maladie avec ses lésions établies, ses muqueuses effritées, ses artères trop dures, tous dégâts rendant impossible la restructuration *ad integrum*[2] du ou des organes atteints. Mais vouloir traiter la maladie alors qu'elle n'a pas encore dévoilé tous ses caractères, quelle lutte ! N'étant pas tout à fait structurée, elle est relativement impalpable, et surtout encore inexistante pour l'administration de la santé ! Classiquement, il n'existe aucune proposition thérapeutique. Pourtant, elle est là, muette et invisible. Invisible ? Non ! Des yeux pour la voir existent chez ceux qui acceptent cette vision...

Mais dans ce monde scientifique où les limites de la recherche sont toujours repoussées plus loin, il ne faut

1. Diafoirus : lire *Le Malade imaginaire* de Molière...
2. *Ad integrum :* dans toute son intégrité. En médecine, ce terme sous-entend que le traitement restitue l'organe atteint dans son état antérieur à la maladie, c'est-à-dire, comme si celle-ci n'avait pas existé.

tout de même pas trop déranger les habitudes. L'étudiant médecin apprend que la maladie n'existe que lorsque tous les signes qui la caractérisent sont présents. Tant qu'il en manque, il faut nier le mal — quitte à traiter un malade de psychique — plutôt que de se pencher réellement sur certaines insuffisances médicales. Aussi les possibilités thérapeutiques classiques sont-elles limitées à la pathologie installée qui, en aucun cas, lorsqu'il s'agit d'une maladie de système, d'une maladie auto-immune, ou d'un cancer, ne pourra disparaître totalement. Il existera beaucoup d'améliorations heureusement, beaucoup de stabilisations, mais la guérison au sens propre du terme, avec retour à l'état antérieur à la maladie, ne sera pas — la pathologie ayant eu le temps de déstructurer les moyens de défense de l'organisme.

Parce que le médecin n'aura pas su ou pu utiliser toutes les possibilités diagnostiques, parce que nos censeurs nous l'interdiront parfois, parce que le malade aura consulté trop tardivement, l'organisme gardera toujours les séquelles plus ou moins importantes de la maladie. Pour le mécanicien, on parle de « clients »... en médecine, on parle de patients... car il faut attendre que la maladie soit installée pour que la médecine classique accepte de soigner ce... patient.

Ainsi, les thérapeutiques classiques « pures et dures », ne pouvant pas toujours tenir compte du génie évolutif de la maladie, ne seront que trop souvent des cache-misère. Si le diagnostic était précisé plus tôt, certaines de ces thérapeutiques auraient certainement un impact plus important sur le contrôle de la pathologie... Mais les médecins n'ont pas toujours envie d'oublier les concepts de faculté pour repartir sur des bases nouvelles, même si ces nouvelles donnes ressemblent à la véritable évolution du terrain. Cette notion de terrain est en permanence incontournable. Nous verrons qu'un des médicaments les plus d'avant-garde, et le plus controversé, la ciclosporine peut se révéler un extraordinaire médicament prédictif, s'il est utilisé là où la médecine classique refuse d'intervenir !

LES ANTI-INFLAMMATOIRES

Il faudrait être plus précis et parler d' « anti-inflammatoire non stéroïdien » (AINS). Ce terme désigne tous les médicaments utilisés pour lutter contre les inflammations, à l'exception de la cortisone et ses dérivés (la cortisone étant fabriquée à partir de stéroïdes [3], elle est dite « stéroïdienne »).

Dans cette catégorie, nous trouvons surtout l'aspirine et ses différentes formes (comprimé, granulés, liquide injectable, suppositoire, etc.), ainsi que les anti-inflammatoires classiques utilisés souvent improprement comme anti-douleur (antalgiques).

Cette classe de médicaments agit sur toutes les inflammations, que celles-ci soient isolées ou accompagnent une maladie plus vaste. Elle a pour avantage de diminuer également la souffrance du malade, mais d'énormes inconvénients comme celui d'être toxique sur les muqueuses digestives, surtout celles de l'estomac, ou de déséquilibrer la flore intestinale. Dès qu'un médicament a une action anti-inflammatoire nette, il possède hélas la capacité de provoquer un ulcère, fréquemment gastrique et duodénal, pour ne parler que des complications les plus fréquentes ; en effet, la longue liste des contre-indications passe par les problèmes hépatiques, rénaux, sanguins même (risque d'atteinte de certains globules), sans oublier les risques liés à l'association avec d'autres médicaments.

Quelles sont les véritables indications des anti-inflammatoires ?

Les ou l'inflammation d'une muqueuse (sinus ou bronche par exemple), d'un tendon (cas de tendinite du

3. Stéroïde : molécule dérivant physiologiquement du cholestérol, et importée dans les diverses glandes pour participer à la fabrication des hormones. Sa structure ressemble à celle des stérols (chole*stérol*), d'où le nom de stéroïde.

genou), d'une articulation (hanche, genou...), ou de plusieurs articulations, comme dans certaines affections rhumatismales.

Doit-on considérer ces médicaments comme des traitements de fond de la maladie, ou du terrain ?

Traiter une muqueuse de sinus du maxillaire (mâchoire supérieure) ou du frontal par des anti-inflammatoires doit rester l'exception et ne jamais dépasser deux ou trois jours ; une sinusite a toujours une cause, la rechercher fait partie du devoir du médecin. Ce peut être une inflammation virale passagère, une allergie chronique, la réaction à un foyer infectieux méconnu (par exemple une dent située juste au-dessous), ou une infection globale de toutes les muqueuses.

Une fois la cause découverte, il faudra la traiter.

— L'allergique craint les anti-inflammatoires qui majorent souvent ses allergies.

— Une dent infectée ne sera pas désinfectée par les anti-inflammatoires. Il faut intervenir sur la cause de cette infection, qui est le plus souvent la présence de germes dans la dent (carie profonde), ou autour de sa racine (kyste ou granulome). Dans les deux cas il est absolument nécessaire de nettoyer l'intérieur de la dent, le plus souvent malheureusement en la dévitalisant, et de boucher correctement ses canaux ou racines. Toute autre attitude sera susceptible de laisser passer inaperçu un foyer infectieux qui évoluera « à bas bruit ». Les anti-inflammatoires ne sont que peut utilisables dans ces pathologies, voire même contre-indiqués car pouvant favoriser la dissémination de l'infection.

— Une infection globale des muqueuses se manifeste souvent par des réactions intestinales et digestives intempestives, mais parfois aussi par peu de signes cliniques d'appel[4]. Cette infection peut survenir chez des personnes

4. Un signe d'appel est une manifestation quelconque, évoquant une pathologie reconnaissable. Un signe d'appel d'une entorse du genou est le gonflement douloureux de l'articulation, celui d'une infection intestinale sera fréquemment une diarrhée, etc.

ayant une alimentation déséquilibrée, altérant les fonctions de l'écosystème bactérien intestinal. Il s'ensuit une perturbation de la flore favorisant la pullulation de certaines bactéries responsables d'infection ou de maladies (bactéries pathogènes). Puis, tout bêtement, se produisent des migrations de germes en dehors du milieu intestinal. Ces germes habituellement inoffensifs (saprophytes) vont, une fois sortis de leur milieu naturel, infecter ou favoriser l'infection des muqueuses les hébergeant. Ils peuvent, seuls ou avec d'autres germes, être responsables d'infections des sinus, des bronches, de la peau, du système urinaire, etc. Utiliser les anti-inflammatoires dans ces cas témoigne de deux ignorances redoutables :

1) ignorance du point de départ de la maladie qui, viral ou bactérien, ne peut en aucun cas se traiter par ce type de médicaments ;

2) ignorance de l'action des anti-inflammatoires sur l'écosystème intestinal qu'ils déséquilibrent, ce qui favorise ou majore une action néfaste sur le comportement immunitaire de l'individu, pérennisant l'infection responsable des troubles !

Je qualifie ces ignorances de redoutables, car elles sont plus pernicieuses qu'il n'y paraît. Le patient atteint d'une inflammation rhumatismale secondaire à un déséquilibre de la flore intestinale sera vite écœuré des thérapeutiques classiques qui ne font qu'aggraver son mal. Ce patient, « guéri » miraculeusement par le premier thérapeute « parallèle » qui s'occupera de rééquilibrer son alimentation, tournera le dos à la médecine officielle. Son attitude sera d'autant plus marquée que son médecin généraliste ou son rhumatologue, ignorant tout de la nutrition, dénigreront ce thérapeute. Quand il y a un malade, deux médecins imbus de leurs diplômes qui échouent, et un thérapeute non diplômé qui réussit, il y a au moins deux ânes ! Le drame dans cette histoire quotidienne est que le patient a une prédisposition de son soi biologique à faire une maladie rhumatismale à partir de germes fréquemment rencontrés dans les intestins. Si un diagnostic biologique sérieux, pour déterminer son terrain et étudier les prédictions médicales, n'est pas établi, une véritable maladie va se développer tranquillement et éclater brutalement dans quelques années.

Dans ces cas, la rééducation alimentaire en fonction de la pathologie et de la morphologie de la personne est la première attitude médicale souhaitable. Mais quel étudiant en médecine a, pendant ses années de faculté entendu parler de Shelton, de Kousmine, de Masson ? Ces noms sont pourtant à l'origine des trois grands courants nutritionnistes actuels. Comment un médecin pétri uniquement d'études classiques peut-il s'adapter correctement à la maladie du terrain ? Tous les médecins quelque peu sensibilisés à ces problèmes, savent pourtant que ces pathologies si courantes, se traitent parfois sans aucun anti-inflammatoire ni antibiotique.

Nous sommes, avec les anti-inflammatoires, encore loin des thérapeutiques de terrain permettant une véritable médecine prédictive. Au contraire, par leurs actions agressives sur l'*effet de barrière intestinal* et sur les muqueuses, les anti-inflammatoires non stéroïdiens (AINS) pris trop longtemps, perturbent le terrain de l'individu ; ce trouble est susceptible ensuite de prédisposer à certaines fragilités ouvrant la porte à virus et infections, tous facteurs d'auto-entretien de la maladie.

LES ANTIBIOTIQUES

L'utilisation des antibiotiques recherche l'élimination des infections atteignant un organe ou une muqueuse. L'antibiothérapie a été une des grandes révolutions de ce siècle, surtout après la « dernière » guerre. L'invention des sulfamides puis de la pénicilline a véritablement bouleversé le traitement des infections humaines et animales. Finis ces rhumatismes articulaires invalidants et responsables de tant de maladies cardiaques, oubliées ces pyélonéphrites[5] détruisant les reins, éliminées ces infections puerpérales (survenant lors de l'accouchement) qui étaient si dramatiques pour les mères. Les antibiotiques ont été les grands responsables de la disparition des foyers de tuberculose, maladie qui était il y a cinquante ans aussi redoutée que le cancer maintenant, tellement elle faisait de victimes.

Malheureusement, les médecins ont trop voulu *tout traiter* avec les antibiotiques, y compris ce qui manifestement échappait au traitement. Les antibiotiques, en effet, n'agissent *que sur les bactéries,* et encore, tous n'agissent-ils pas sur toutes les bactéries. Par ailleurs, toute infection n'est pas systématiquement bactérienne. Les antibiotiques, tout comme les sulfamides, n'ont aucune action contre les virus. Pourquoi certains médecins s'entêtent-ils à vouloir prescrire des antibiotiques en cas de grippe ou de maladie virale patente ? Ces excès d'utilisation font prendre le risque d'accroître la résistance des bactéries, qui rencontrant de plus en plus souvent ces médicaments, ont développé des systèmes de défense « anti-antibiotiques ». Mais surtout, c'est détruire à coup sûr une partie de la flore intestinale, partie la plus fragile mais également la plus importante.

Les antibiotiques et autres anti-bactériens agressent la flore habituelle de l'intestin. Expérimentalement, il est possible de perturber profondément l'écosystème intestinal par des médications antibiotiques. Ces médicaments déterminent :

— la sélection des familles de bactéries les plus fortes, celles-ci étant appelées alors bactéries antibio-résistantes ;

— l'élimination de nombreuses autres familles dont le rôle principal était de protéger l'organisme contre les virus et autres microbes pathogènes. La diminution de cet effet

5. Une pyélonéphrite est l'infection urinaire qui « remonte » aux reins. Il s'agit d'une atteinte microbienne d'une structure du rein, le bassinet et de ses membranes. Elle peut détruire une partie du rein, mais surtout altérer ses fonctions d'excrétion de l'urée, et de régularisation de la tension artérielle.

de barrière peut engendrer des troubles immunitaires profonds, tant au niveau cellulaire que sanguin !

Lorsqu'un antibiotique est prescrit, il devrait l'être uniquement après qu'a été étudiée la sensibilité du microbe responsable de l'infection aux différents antibiotiques ; ceci est possible grâce à l'antibiogramme.

Un *antibiogramme* consiste à tester le germe responsable de l'infection à traiter sur différents milieux de culture imprégnés de divers antibiotiques. Au bout de trois ou quatre jours en général, on peut observer selon les cas :

— une pousse des germes, qui se sont multipliés : le germe est dit « résistant » à l'antibiotique utilisé ;

— une absence totale de multiplication bactérienne : le germe est qualifié de « sensible » à l'antibiotique testé ;

— un léger développement de la souche bactérienne : la bactérie présente alors une sensibilité faible à cet antibiotique.

Sur un antibiogramme, il est possible de tester une dizaine ou plus d'antibiotiques. Ce procédé devrait permettre de prescrire uniquement l'antibiotique actif contre le germe concerné. Mais, même avec un antibiotique parfaitement bien choisi, il est impossible de savoir l'action qu'il aura sur la flore intestinale, en particulier sur ces bactéries qui assurent l'effet de barrière protecteur. De nombreuses études réalisées sur des antibiotiques dits « à spectre étroit », n'ayant à priori que des actions limitées sur certains germes, ont prouvé qu'ils sont malgré tout susceptibles en trois à cinq jours de diminuer considérablement la flore anaérobie responsable de l'effet de barrière !

Et ce n'est pas fini ; on pourrait penser qu'utiliser des antibiotiques en injection dans les fesses (intramusculaire) ou dans les veines (intraveineuse) n'aura aucun inconvénient quant à l'équilibre de l'écosystème. Eh bien, non ! Si ces antibiotiques sont éliminés par la bile, ils finissent par se déverser dans l'intestin, et inhiber le rôle des bactéries protectrices.

Ces tableaux apocalyptiques concernant les anti-inflammatoires et les antibiotiques ne sont pas systématiques. Leur responsabilité dans le déclenchement d'affections intestinales ne peut être mise en cause que si existent d'autres facteurs susceptibles de s'intriquer et/ou de s'additionner pour déterminer le déséquilibre générateur de maladies.

Pour qu'une diarrhée survienne, il doit y avoir dans les intestins un affaiblissement des défenses locales, permettant au germe fautif, quel qu'il soit, de se multiplier à un point tel qu'il devient pathogène (responsable d'une maladie). Une fois de plus la notion de terrain préexistant est incontournable pour étudier la maladie.

Encore et toujours, malgré la meilleure connaissance du milieu intestinal, on s'aperçoit que les patients comme les médecins sont incapables de résister à la tentation du remède miracle antibiotique. Ce n'est pas parce qu'une diarrhée sera d'origine bactérienne et non virale, qu'un antibiotique va agir. Il faut savoir prudence garder, et penser systématiquement :

— *antibiotique = nécessité anti-infectieuse ;*

mais aussi :

— *antibiotique = altération du milieu intestinal.*

Un espoir était né, il y a plusieurs années, avec l'utilisation de produits à base de levures pendant l'antibiothérapie. Malheureusement, ces produits n'ont qu'un effet freinateur des contractions intestinales, mais en aucun cas ils ne protègent la flore, ni ne la réensemencent. Aucune levure vendue en pharmacie ou en maison spécialisée n'a prouvé son efficacité dans le repeuplement du tube digestif. Tout ce qui est dit concernant cet éventuel pouvoir des levures n'est qu'un leurre digne de la plus belle désinformation. Nous avons parlé d'une autre désinformation concernant le bifidobacterium et certains aliments le contenant, avec l'illusoire pouvoir de s'intégrer à la flore intestinale...

LES IMMUNOSUPPRESSEURS

Un médicament immunosuppresseur bloque la réponse de l'organisme à l'attaque d'un antigène et donc empêche la fabrication d'anticorps. Ces médicaments, comme la cortisone et la ciclosporine pour ne parler que des plus connus, sont utilisés lorsqu'il s'agit d'interdire à l'organisme victime d'une infection de s'attaquer lui-même, car la mise en route des moyens de défense serait plus dangereuse que l'antigène lui-même. La cortisone est beaucoup utilisée en rhumatologie, autant pour son effet anti-inflammatoire majeur que pour un éventuel effet « anti-pathologie de système ».

La *cortisone* est une hormone fabriquée par l'organisme au niveau des glandes surrénales[6] ; elle intervient en de multiples endroits et dans de nombreuses fonctions :

— elle augmente la quantité de sucre dans le sang (glycémie) et l'acidité gastrique ;
— elle agit sur la répartition des graisses ;
— elle bloque la vitamine D au niveau du tube digestif ;
— elle diminue la fabrication des anticorps ;
— elle possède une action contre les inflammations et les allergies ;
— elle stimule le système nerveux central ;
— elle favorise l'augmentation de la tension artérielle.

Une utilisation spectaculaire de la cortisone est son action anti-allergique extrêmement rapide. Imaginez une piqûre de guêpe sur la langue ; un œdème important peut se développer et déterminer en quelques minutes, surtout chez les allergiques, un blocage gravissime des voies respiratoires. Une injection de cortisone faite rapidement après le début de l'œdème empêchera le plus souvent cette complication.

6. Glandes situées sur le haut des reins (« sur-rein »). Elles sont doubles, les cortico et médullosurrénales. Chaque partie sécrète ses propres hormones, la cortisone et l'aldostérone pour la corticosurrénale, l'adrénaline pour la médullo.

Cette hormone exceptionnelle, d'utilisation facile et très (trop) répandue, est-elle un agent tout aussi remarquable de protection du terrain ?

Prenons le cas d'une pathologie auto-immune débutante. C'est, rappelons-le, une attaque de l'organisme par lui-même ; le résultat le plus fréquemment rencontré est l'ensemble des pathologies rhumatismales, des maladies de peau et des muscles (hormis les myopathies... et encore), du pancréas et du foie. Il faut absolument tenter d'enrayer cette agression. Un bon moyen est de freiner, voire d'annuler totalement la fabrication des anticorps grâce à la cortisone ou à l'un de ses nombreux dérivés.

Mais le primum movens de la maladie n'est-il pas très souvent un virus ?

Mais bloquer la possibilité de réaction anticorps antiviral par la cortisone, n'est-il pas un des plus sûrs moyens de faciliter la dissémination des virus responsables de la maladie ? Cette dissémination virale va se faire à bas bruit, l'organisme ayant comme « boule Quiès » sa dose de cortisone ! Le virus incriminé poursuit sa route pathogène.

Mais les complications possibles à plus ou moins long terme de la cortisone sont redoutables :

— ulcère gastro-duodénal pouvant évoluer rapidement vers une hémorragie digestive ;

— diabète ;

— élévation du cholestérol sanguin ;

— rétention du sel avec œdème ;

— consommation des protides engendrant une perte des muscles ;

— atteinte osseuse avec élimination du calcium et apparition dramatique de l'ostéoporose « cortisonée » ;

— blocage définitif de la croissance avant la puberté ;

— rupture des tendons, spontanément ou lors d'efforts minimes ;

— blocage des fonctions de la surrénale, avec fatigue intense, chute de la tension artérielle, perte de l'appétit, vomissements, diarrhée. Cette insuffisance peut être mortelle.

— accidents oculaires avec cataracte et fréquemment glaucome[7] ;

— excitation psychique pouvant aller jusqu'à l'arrivée d'un véritable trouble psychiatrique.

Inquiétants, ces effets ! Tout aussi inquiétants sont les « oublis » des complications que font les médecins prescrivant ces médicaments. A leur décharge, rien de classique appris en faculté ne stimule l'esprit d'ouverture !

Pourtant, en réfléchissant un peu, en étudiant la biologie et l'histoire naturelle des maladies, il est possible de prendre le contrepied de cette attitude :

— une maladie auto-immune part d'une agression virale ;

— l'organisme ne reconnaît pas son soi biologique et l'attaque, parce qu'il le confond avec l'agresseur ;

— la maladie qui va résulter de cette confusion va mettre plusieurs années pour se déclarer (de trois à six ou huit ans semble raisonnable comme estimation) ;

— une biologie fine doit être capable de reconnaître l'agression de l'immunité ;

— un traitement immuno-protecteur peut découler de ce diagnostic biologique.

Nous verrons comment les études actuelles du « terrain biologique » de l'individu sont capables de mettre en évidence :

— si une agression auto-immune démarre ;

— *où* l'organisme va faire l'erreur de non-reconnaissance de lui-même ;

— l'ancienneté approximative de l'agression ;

7. La cataracte est l'atteinte du cristallin de l'œil qui devient opaque. Comme ce cristallin est la partie de l'œil qui agit comme un zoom pour permettre les adaptations loin-près, la perte de sa transparence aboutit à la perte de la vision !

Le glaucome est l'augmentation de la pression sanguine dans l'œil. S'il n'est pas traité, il aboutit à la perte de l'œil !

— l'orientation thérapeutique privilégiée (il arrive parfois que celle-ci se dirige vers la cortisone, mais cela signe l'ancienneté de la maladie et en conséquence l'aveu du retard au diagnostic !).

Ces différents points seront abordés dans le chapitre 5, à propos de l'immunité cellulaire, du soi biologique et du profil protéique.

Approche peu « classique », mais combien plus élégante, vraiment médicale et surtout éminemment prédictive. Quelle satisfaction pour le médecin (et pour le malade !) de guérir réellement une polyarthrite rhumatoïde en deux à quatre ans de traitement immunomodulant et immuno-protecteur ! Quelle pitié pour ce même médecin de se laisser piéger par une attitude conventionnelle attentiste qui autorise le développement de la maladie, et s'interdit par là même tout espoir de guérison ! Cela s'appelle la médecine officielle..

Je préfère quant à moi *l'autre médecine, celle qui s'occupe non pas de* LA *maladie mais de l'individu, de* SA *maladie,* et qui laisse espérer la guérison.

Vous l'avez deviné, la cortisone aussi extraordinaire soit-elle, doit rester d'utilisation exceptionnelle et ne sera jamais une médication de terrain.

Un autre immunosuppresseur « génial » est la *ciclosporine,* dont l'apparition a révolutionné l'application des greffes d'organes. Son but est d'inhiber la stimulation de l'immunité cellulaire en interdisant le travail de sécrétion de certains lymphocytes [8]. Elle permet ainsi de bloquer la réponse de rejet de la greffe par l'organisme receveur.

Mais, s'il a fallu une greffe, c'est que la maladie a été terriblement efficace, au point de détruire l'organe à remplacer. Encore une fois, diagnostic trop tardif, échec de l'attitude classique. Leitmotiv permanent : pourquoi s'être laissé dépasser par la pathologie ? Si une option

8. La ciclosporine interdit la sécrétion des interleukines 2 et des interférons gamma par le lymphocyte T.

prédictive était habituelle dans le milieu médical, le cours de cette pathologie aurait sans doute été modifié. Mais cette médecine n'a pas eu son « mot » à dire.

Prenons l'exemple du diabète insulino-dépendant, affection grave qui nécessite des traitements à vie par injection d'insuline ; nous avons vu qu'il fait partie des maladies auto-immunes. Le diagnostic habituel (une fois de plus en retard !) suppose la mort fonctionnelle de quelques quatre-vingt-dix pour cent des cellules du pancréas.

Classiquement, on prescrit bien sûr des immunosuppresseurs chimiques dont le seul efficace est la ciclosporine... mais cette efficacité ne sera réelle que si elle est utilisée *dans le tout début de la maladie*. En effet, si le diagnostic survient alors que dix pour cent seulement des cellules sont atteints, il est encore possible de bloquer celle-ci, en empêchant coûte que coûte (par freination immunitaire) l'attaque de l'organisme par lui-même, et donc la destruction d'un plus grand nombre de cellules. Technique logique ! C'est ainsi que l'intérêt de la ciclosporine se retrouve paradoxalement en médecine prédictive... Mais que de dégâts à craindre si le traitement, appliqué tardivement, doit se prolonger. Il suffit de lire le *Vidal*[9], cette Bible médicale présente sur tous les bureaux médicaux, pour se rendre compte de la puissance et des risques d'utilisation de ce produit.

De nouveau, la ciclosporine, médicament extraordinaire, n'apparaît surtout pas comme une thérapeutique de terrain, mais comme le traitement à appliquer lorsqu'une pathologie destructrice grave s'est installée.

Toujours plus loin et plus absurde, il est de bon ton actuellement, pour bloquer les maladies de système, de

9. Le *Vidal* est un dictionnaire répertoriant tous les médicaments existants en France, chaque rubrique de spécialité décrivant les différentes formes de vente et de prescription du produit, les indications thérapeutiques, les doses (posologies), les contre-indications et les complications qui peuvent se rencontrer.

prescrire certains produits anticancéreux (le ciclophosphamide et le méthotrexate), qui ont une puissante action anti-immunitaire. Ils empêchent la réaction de l'organisme contre lui-même. Mais, comme tous les médicaments anticancéreux, ils empêchent aussi le renouvellement des globules rouges et blancs, ce qui diminue fortement les capacités de défense. Face à un cancer, le médecin a le droit de prendre de tels risques... pas en pathologie auto-immune ! Rappelons qu'une maladie auto-immune se développe la plupart du temps sur une infection virale ancienne mal contrôlée. Si on propose un tel traitement, on bloque les défenses de l'organisme contre l'origine même du mal ! Perte d'un sain esprit critique concernant ces thérapeutiques disproportionnées ; absence de réflexion sur les possibilités d'évolution de la maladie dans le futur proche...

Pourquoi cet immobilisme dans le monde médical !

Peur de l'innovation, de l'esprit d'entreprise ?

Peur d'envisager franchement la notion de globalité dans l'individu ?

Manque de volonté d'aborder le terrain ?

Peur de devoir pratiquer des traitements adaptés à chacun, et non plus trois comprimés pour soixante kilogrammes, ou une injection par fesse ?

Où est-il cet esprit médical inventif et créateur de nos vieux maîtres humanistes ?

Le médecin devient un robot qui doit appliquer ce qu'il a appris en faculté et à l'hôpital, qui doit prescrire les médicaments en vogue, même si ces médicaments doivent être abandonnés quelques années plus tard devant les dégâts qu'ils auront provoqués.

Tristesse, tristesse...

RADIOTHÉRAPIE

La radiothérapie, comme son étymologie le souligne, est l'utilisation des rayons en tant que traitement. Il s'agit, par ionisation, d'empêcher les cellules d'un tissu cancéreux de se multiplier et de provoquer la mort du tissu. Cette ionisation est un phénomène physique dû au passage dans le tissu d'un rayonnement de très petite longueur d'onde, émis par une source radioactive.

Il est plus facile de comprendre en observant une ampoule électrique. Celle-ci, lorsque le courant passe dans son filament, émet un rayonnement de l'ordre du dixième de millionième de mètre, visible à l'œil, car il correspond à celui du soleil — l'œil humain étant par nature fait pour vivre avec le soleil. Si vous remplacez cette ampoule par du cobalt par exemple, et que vous apportiez assez d'énergie électrique, le cobalt va émettre un rayonnement de très petite longueur d'onde (donc invisible) inférieur au milliardième de mètre, voire au mille milliardième comme les rayons gamma, qui aura un effet ionisant.

L'ionisation provoque la « déstabilisation » de certaines protéines, surtout celles du noyau de la cellule (appelées également ADN [10]), ce qui aboutit plus ou moins rapidement à la mort des cellules ionisées. C'est le but de la radiothérapie.

Les progrès du scanner, de la résonance magnétique nucléaire, de l'échographie permettent aujourd'hui de déterminer avec exactitude non seulement le lieu précis de la tumeur à détruire et sa situation dans l'espace, mais également son volume, et sa consistance. Compte tenu de tous ces éléments, la radiothérapie apparaît comme une thérapie de choix dans la lutte contre les cancers.

Serait-elle aussi une thérapeutique du terrain cancéreux ?

Quelques éléments doivent s'ajouter pour répondre à cette question.

Considérer l'irradiation comme le traitement du cancer sous-entend qu'il n'existe aucune cellule cancéreuse qui se

10. ADN : Acide DésoxyriboNucléique. C'est une protéine très importante dans l'organisme, car elle organise tout le phénomène de division des cellules et donc de la multiplication cellulaire permettant la croissance et la survie des tissus... même si ces tissus sont cancéreux !

soit détachée de la tumeur. Or, aucun moyen fiable ne permet actuellement d'affirmer ce fait. La médecine qui se targue de ce pouvoir est suspecte de publicité mensongère, ou de racolage honteux... souvent des deux !

Une cellule ou un groupe de cellules originaire d'une tumeur, et qui a « émigré » hors de cette tumeur pour aller se fixer sur un os, des ganglions, le foie ou le poumon s'appelle une *métastase*. La présence de métastases interdit le traitement local exclusif, pour exiger un traitement à visée générale, au début tout du moins.

Comme la cancérologie classique et officielle se désintéresse du terrain, peut-être plus encore que la médecine générale, il va falloir parfois surveiller les radiothérapeutes qui ont fortement tendance à pratiquer des irradiations locales alors que la maladie est déjà ailleurs.

La radiothérapie a en outre des effets pervers. Le rayonnement ionisant atteint *toutes* les cellules, bonnes ou mauvaises, qui se trouvent sur son passage. Il se déplace en ligne droite, et traverse les tissus situés avant et après la tumeur. Bien que les techniques de ces dernières années permettent de diminuer les irradiations en dehors de la tumeur, il existe toujours une ionisation notable de ces tissus. Elle détermine un profond délabrement cellulaire, dont les dégâts secondaires n'apparaissent pas immédiatement. Si le rayonnement a touché des os plats comme le sternum, les omoplates et surtout les os du bassin, une dépression immunitaire définitive peut s'installer en quelques mois ou années.

Le sternum est situé entre les seins, et sera presque toujours irradié en cas de cancer d'un sein, en même temps que les omoplates. Les os du bassin le seront en cas d'irradiation des ovaires, de l'utérus, du rectum, de la prostate, des intestins...

La radiothérapie ne tient pas compte non plus des éventuelles faiblesses immunitaires, et rend parfois impossible tout recours à d'autres traitements par les déficits qu'elle génère dans ce domaine.

Penser que la radiothérapie reste un traitement local est

vrai. Croire que ce traitement local correspond au traitement de la maladie est une erreur. Affirmer qu'elle est moins agressive qu'un traitement général est mensonger ! Seule une étude biologique du terrain avant, puis quelques semaines après le traitement, peut renseigner sur l'impact de celui-ci sur le patient.

Cependant, cette technique permet de traiter certains cancers parfaitement localisés et quelques maladies sanguines ou hématologiques.

Elle obtient parfois, couplée à la chimiothérapie, de bons résultats. Il faut donc lui laisser une place de choix en association avec d'autres thérapies anticancéreuses.

CHIMIOTHÉRAPIE

La chimiothérapie utilise des médicaments qui doivent détruire les cellules cancéreuses où qu'elles soient. Le médicament, appelé *drogue chimiothérapique*, a une action générale, et tue en même temps les cellules de la tumeur et les cellules des métastases.

Dans le cas de nombreux cancers, son utilisation est beaucoup plus logique que celle de la radiothérapie.

Son intolérance digestive et les complications sur l'ensemble de l'appareil digestif lui ont fait une très mauvaise réputation, alors qu'elle n'est ni meilleure ni pire que la radiothérapie. Elle a, au contraire de cette dernière, l'avantage de vouloir prendre en compte la maladie cancéreuse dans son ensemble.

Malheureusement, en plus des cellules malignes, elle atteint aussi les cellules permettant le renouvellement des globules blancs et rouges, et des plaquettes. Elle est ainsi responsable de dépressions immunitaires temporaires redoutables pouvant entraîner des septicémies[11] foudroyantes.

11. Septicémie : infection généralisée de l'organisme par des germes pathogènes ; elle peut atteindre tous les organes dont les plus fragiles comme les reins, le sang, le cœur, le cerveau, et déterminer des troubles dramatiques et irréversibles. Si une médication antibactérienne ou antivirale ne peut agir rapidement, la mort survient.

Par son action plus générale, la chimiothérapie représente un énorme progrès dans l'abord de la maladie cancéreuse ; il est dommage qu'elle soit si difficile à supporter et que ses effets secondaires semblent parfois plus toxiques que la maladie.

En aucun cas, il ne s'agit d'une médication du terrain ayant permis l'installation du cancer ; la chimiothérapie n'a d'autres prétentions que de tenter d'enrayer le processus cancéreux. Il faudra d'autres techniques pour redorer le blason de ce terrain en faillite.

Thérapeutiques novatrices

Dans ce chapitre, nous allons commencer à voir poindre cette Arlésienne qu'est la notion de terrain. En effet, de meilleures définitions de l'immunité et la compréhension des faiblesses de celle-ci ont permis d'incriminer certains facteurs immunitaires dans des maladies de système, auto-immunes ou cancéreuses.

Mais surtout, la découverte récente de mécanismes immunitaires de plus en plus intimes autorise l'utilisation de thérapeutiques ayant la prétention tout à fait légitime d'atteindre la faille immunitaire pour restaurer un équilibre et une dynamique nécessaires au bon fonctionnement des reconnaissances d'étrangers toxiques, à leur neutralisation et leur élimination… même si ces étrangers sont des cellules de l'individu ayant décidé d'échapper à la normalité.

CES FACTEURS DE CROISSANCE QUI NOUS GOUVERNENT

Lorsqu'un antigène entre dans l'organisme, il est immédiatement reconnu par des cellules spécialisées, en général des macrophages. Un macrophage (grand mangeur !) est dérivé d'un globule blanc ayant migré dans les tissus.

Doué d'un solide appétit comme son nom l'indique, ce

macrophage avale l'antigène et va présenter certains *sites* de sa victime, autrement dit sa « fiche signalétique », à des cellules immunitaires, les lymphocytes T ou B. Pour que l'information soit bien reçue par ces derniers et qu'ils soient incités à fabriquer des anticorps, il est nécessaire qu'interviennent des « messagers » qui vont leur porter des ordres et jouer en même temps le rôle de stimulants ou « facteurs de croissance ».

Ces messagers chimiques, encore appelés *cytokines*[12], sont de mieux en mieux connus, et presque chaque mois voit la découverte d'un nouveau facteur de croissance. Il en existe une multitude, chacun ayant un rôle très précis et un temps d'action compté. Nous dirons quelques mots des plus importants : interférons, interleukines, facteur de nécrose tumorale, dont on parle beaucoup depuis plusieurs années.

1) *Interleukine*

Les interleukines assurent pour leur part, dans l'état actuel des connaissances[13], un rôle de communication de courte distance entre les macrophages et les lymphocytes T du système de l'immunité cellulaire, puis des lymphocytes T entre eux ; ce sont toujours elles qui participent à la coopération entre les lymphocytes T de l'immunité cellulaire et les lymphocytes B de l'immunité sanguine (ou humorale).

Il a donc semblé intéressant de tester ces interleukines dans les pathologies engendrées par des déficits immunitaires. De grands espoirs avaient été mis dans ces essais. Malheureusement, il a fallu vite déchanter. L'injection d'une interleukine isolée n'a pu modifier l'évolution des

12. De *cytos* : cellule et *kinesis* : mouvement : « Qui fait bouger, qui stimule les cellules. » Les cytokines se subdivisent à leur tour en monokines (fabriquées par les macrophages ou les monocytes) et lymphokines (sécrétées par les lymphocytes). Interféron et interleukine sont des lymphokines.

13. L'expression « l'état actuel des connaissances » n'est pas un vain euphémisme. Il ne se passe pas un mois sans qu'une publication ou une découverte vienne apporter des précisions quant au rôle de tel ou tel facteur de croissance, que ce soit les interleukines ou les interférons.

lourdes pathologies soit cancéreuses, soit auto-immunes contre lesquelles elles étaient censées agir.

2) *Interféron*

Les interférons sont de plusieurs types :

— interférons alpha fabriqués par des globules blancs en général (leucocytes) ;

— interférons bêta produits par des fibroblastes (cellules retrouvées dans de nombreux tissus) ;

— interférons gamma issus des lymphocytes.

Ces interférons ont rapidement prouvé leur action antivirale ; il a été tentant de les utiliser en thérapeutique contre des infections comme l'hépatite chronique par exemple, ou dans des maladies consécutives à d'anciennes infections virales (leucémies, certains cancers, quelques maladies auto-immunes). L'engouement initial est rapidement retombé, les interférons, pas plus que les interleukines, ne sont le remède miracle. Ils restent cependant les médicaments de base du traitement de certaines formes particulières de leucémies (leucémies myéloïdes, lymphomes T et leucémies à tricholeucocytes).

3) *Lymphocytes suractivés*

Une autre orientation intéressante a été de prélever les lymphocytes du malade, de les « imbiber » en laboratoire d'interleukines ou d'interférons pour les stimuler, et de les réinjecter dans l'organisme pour provoquer chez celui-ci une réaction personnelle. Après certains résultats prometteurs, les essais ne furent pas concluants.

4) *Tumor Necrosis Factor*

Le facteur nécrosant des tumeurs (TNF = Tumor Necrosis Factor) produit par certaines cellules de défense de l'organisme (les macrophages et aussi les lymphocytes T), est d'abord apparu comme une toxine contre les cellules tumorales.

Rapidement, il se révéla avoir trois grandes actions :

— *Action sur les tumeurs :* cette action « historique »

antitumorale semble ne pas être systématique, et dans certaines circonstances, le TNF au contraire, stimule les cellules tumorales !

— *Action sur l'état général :* une substance toxique émise par un TNF particulier, la cachexine, peut, si elle est sécrétée en quantité suffisante, induire un trouble profond de toutes les fonctions de l'organisme, appelé « cachexie » aboutissant à une perte importante de poids, une chute de la tension artérielle, des poussées de température, un affaiblissement général, une augmentation des lipides et évoluant vers la mort en général. Cette cachexie survient lors de maladies très graves et est le témoin de l'action de la cachexine sur les cellules du foie et les cellules graisseuses qui accélèrent leur combustion et la consommation des nutriments assimilés, comme pour tenter de gagner la maladie de vitesse.

— *Action sur l'immunité :* en association avec certains facteurs de croissance, le TNF stimule les lymphocytes T et B, favorise la migration de cellules de défense vers les tissus agressés, et provoque la libération d'autres messagers (cytokines). Il semble actuellement qu'il faille l'action combinée d'interleukines et d'interféron gamma pour stimuler la sécrétion de TNF. Ce produit a également été testé dans des maladies cancéreuses et auto-immunes sans succès.

En résumé, ces facteurs de croissance apparaissent comme la réponse de l'organisme aux agressions qu'il subit, pour que des sécrétions toxiques agissent contre l'étranger ou l'agresseur. C'est souvent vrai.

Malheureusement, la présence permanente de facteurs de croissance peut aussi perpétuer des stimulations cellulaires aboutissant à la maladie auto-immune, certains cancers ou leucémies. Aussi, méfions-nous des tentatives thérapeutiques à partir de ces produits, à moins qu'elles ne soient effectuées sous un strict contrôle biologique pour ne pas faire l'erreur d'aggraver la maladie, ou de faire carrément basculer le terrain dans une option cancéreuse !

On en revient toujours à la même nécessité : connaître parfaitement ce terrain, pouvoir juger ses réactions surtout si on veut utiliser des produits à visée immunitaire. On chevauche un pur sang qu'il faut savoir parfaitement maîtriser sous peine d'être désarçonné.

Manifestement, le terrain ne peut se bonifier par l'adjonction d'un élément, même si cet élément est fondamental dans le comportement immunitaire sophistiqué et très personnel de l'individu. On retrouve ce phénomène avec l'utilisation de l'interféron, des lymphocytes activés ou du Tumor Necrosis Factor. Il semble que l'organisme n'accepte pas les substances proposées en remplacement de fonctions défectueuses, mais réagisse mieux aux thérapeutiques qui apportent un message ou qui modulent les propres réactions de l'immunité.

Nous allons aborder maintenant cet aspect.

LE MASQUE ET LE VISAGE OU LES IMMUNO-PROTECTEURS DU SOI BIOLOGIQUE DE L'INDIVIDU

Comme nous l'avons vu, l'identité biologique de l'individu est une suite de chiffres et de numéros qui, associés les uns aux autres, prédéterminent une éventuelle pathologie — si l'immunité, les défenses, et le psychisme le permettent.

Ce soi biologique peut être attaqué par :

— des composants immunitaires fabriqués par le sujet lui-même ;

— des virus ou des bactéries, ou du moins par les réactions de défense qu'ils provoquent.

La méthode des « immuno-protecteurs »[14] consiste à forcer l'organisme à fabriquer des anticorps contre ces agresseurs, anticorps spécialement étudiés pour protéger les parties les plus exposées, et les plus fragiles du soi biologique. Comment ?

14. Méthode mise au point par le Dr Robert Roudier de Lyon.

Si on injecte à quelqu'un des antigènes, la réponse normale de l'organisme sera de fabriquer des anticorps qui seront les opposés exacts de l'antigène. Un schéma symbolique permettra de mieux comprendre : les antigènes y sont figurés en pointillés, les anticorps en traits pleins.

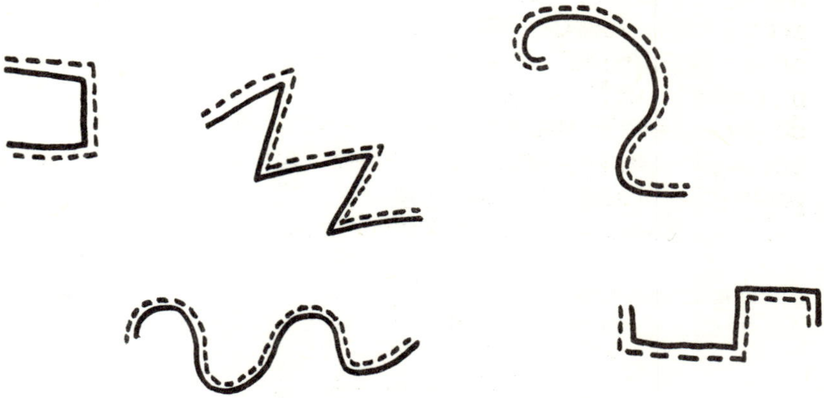

Nous voyons qu'il existe une similitude de forme, l'antigène injecte représentant par exemple un visage, et l'anticorps fabriqué le masque qui s'y adapte parfaitement. Rien que de très logique et connu jusqu'à maintenant. Mais si, par un choix judicieux, vous injectez un antigène qui corresponde à l'image *inverse* de la partie du soi biologique à protéger, l'organisme fabriquera un anticorps *inverse de cet inverse,* c'est-à-dire identique à cette partie fragile, permettant ainsi de détourner les agresseurs de son soi biologique précieux, pour les diriger sur l'anticorps nouvellement fabriqué.

Astucieux, n'est-ce pas ?

L'inconvénient de cette technique dite des anticorps anti-idiotypiques réside dans un point bien particulier :

pour obtenir une véritable guérison, il est indispensable d'amorcer le traitement dès le début des troubles immunitaires ; *lors d'utilisation plus tardive, on obtient des stabilisations et des régressions de la maladie grâce à ce rééquilibrage, mais la guérison est illusoire, du moins pas avant des lustres de traitement !*

Il apparaît impératif de poser le diagnostic du déséquilibre avant que la maladie ne soit déclarée. Cette vérité s'impose, et plus les découvertes scientifiques apportent d'éléments concrets de diagnostic, plus le besoin de traitement précoce se fait pressant.

Des études récentes sur la toxicité de certains médicaments « dits » de terrain prouvent que ces remèdes classiques sont à eux seuls capables d'entretenir la maladie contre laquelle ils ont été prescrits.

Le médicament aussi dangereux que la maladie ! Je l'ai rencontré ; les derniers dinosaures médicaux, tenants des thérapies lourdes (envers et contre tous), l'ont inventé, fustigent ceux qui ne l'utilisent pas et le prescrivent à tour de plume !

C'est le cas, par exemple, de la D Pénicillamine employée dans la polyarthrite rhumatoïde, dont la structure chimique engendre un long processus silencieux qui produit une autre maladie auto-immune !

Le drame est que ces médecins ne tolèrent pas que les sujets atteints de polyarthrite rhumatoïde, de troubles cardiaques, d'hypertension, de troubles thyroïdiens [15]... prennent d'autres voies que le schéma classique. Ils appellent cela leur médecine de terrain !

Si nul n'est censé ignorer la loi, nul en médecine ne devrait être autorisé à bafouer l'évolution scientifique.

15. C'est pour ces troubles médicaux principalement que les études ont rapporté des complications immunologiques secondaires aux médications classiques. Mais d'autres thérapeutiques de pathologies plus rares sont concernées, comme le lupus, la myasthénie, certaines atteintes de globules sanguins, etc.

MODULER L'IMMUNITÉ GRÂCE AUX BACTÉRIES-MÉDICAMENTS

Depuis longtemps, certains précurseurs ont senti l'importance des thérapies à base de bactéries. Lorsque des bactéries sont utilisées comme médicaments, on les appelle des *antigènes bactériens.* Il existe des produits « du commerce » vendus en pharmacie, fabriqués à partir d'extraits de bactéries communes. Ces bactéries ou extraits bactériens ont tous la possibilité de faire passer au système immunitaire une « information ».

L'effet recherché est une modulation de la réaction immunitaire qui entretient la maladie. Moduler l'immunité consiste à l'informer que dans un de ses territoires existe un déséquilibre qui entraîne des perturbations dans l'organisme.

Ce n'est pas une technique de désensibilisation comme la pratiquent les allergologues.

Il ne s'agit pas non plus de vacciner la personne contre les bactéries utilisées, mais d'obtenir une régularisation de la réponse immunitaire qui peut être soit déprimée, soit explosive.

Les meilleures bactéries pour transmettre cette information, dans nos études personnelles, se sont révélées être les propres bactéries de l'individu. Et parmi elles, les plus efficientes furent les bactéries intestinales. Connaissant leur rôle et leur interaction avec le système immunitaire, il était logique de les tester. Une partie du travail avait déjà été réalisée par certains médecins, entre autres un homéopathe suisse, le docteur Senn, qui utilisait par *voie buvable* ces bactéries tuées. La technique était intéressante, mais présentait un inconvénient majeur : les différentes sécrétions digestives modifiaient trop les antigènes portés par les bactéries, les rendant inaptes à interférer dans les méandres du système immunitaire.

Un prix Nobel de médecine de 1984, récompensant le

travail de Jerne sur les anticorps anti-idiotypes [16], nous permit d'orienter différemment l'utilisation de ces bactéries. On recueille par prélèvement de selles des bactéries intestinales qui sont tuées, stérilisées puis diluées. Au lieu de faire boire cette dilution, il s'avère plus judicieux de pratiquer des injections dans la peau (intradermiques), afin d'envoyer un message à l'immunité. Cette technique mise au point par nous-même s'appelle les *auto-vaccins intestinaux injectables* — véritable médicament permettant une stimulation du système immunitaire.

Mais la maladie à traiter doit être caressée dans le sens du poil ; il ne s'agit pas de provoquer, comme nous avons vu certains remèdes classiques le faire, une exacerbation de la pathologie.

Attention donc : tout médecin qui juge utile d'utiliser une thérapeutique ayant un impact immunitaire doit obligatoirement et régulièrement surveiller l'immunité de son patient. Des contrôles biologiques sont donc effectués de temps en temps, pour s'autocritiquer, se permettre de continuer le traitement, ou parfois tout arrêter et modifier les dilutions. En effet, les auto-vaccins intestinaux injectables ont une action évidente qui permet non seulement d'enrayer le déséquilibre, mais également de restituer le terrain immunologique dans son intégrité. Mais ce médicament ne doit en aucun cas dépasser son but, et déterminer une réaction de l'organisme contre lui-même.

16. Prix Nobel de médecine pour la « théorie du réseau » des anticorps anti-idiotypes.

CHAPITRE 4

Terrain et médecines parallèles

Problème délicat et houleux à aborder ici que celui des médecines parallèles, qu'elles soient dites douces, naturelles, naturopathiques ou autres.

Certaines sont considérées comme parallèles car elles ne rentrent pas dans le moule déterminé du système médical officiel ; celui-ci ne tolère pas ce qui peut lui échapper. Aussi a-t-il tendance à éviter de poser les questions qui le gêneraient, et met-il dans le même sac tout ce qui n'est pas le pur chimique classique allopathique.

Dommage pour le patient, car la médecine étant une et indivisible, les différentes voies médicales font partie intégrante de *la médecine.* Leur enseignement ne devrait pas être laissé pour compte... ni repris parfois par de bonnes volontés n'ayant pas toujours les qualités requises pour le transmettre, et surtout ne possédant pas les connaissances de base en médecine. Ah ! Si les commis de l'Etat pouvaient réfléchir avant de décider ce qui est bon ou mauvais !

Médecines reconnues comme adjuvantes

Certaines techniques médicales, ne pouvant décemment pas être mises au pilori, vont parfois bénéficier d'une tolérance pas toujours protectrice. Elles permettent un bon abord de la personnalité organique et fonctionnelle du patient. Elles ont l'énorme avantage de résoudre toute une nébuleuse de pathologies dites fonctionnelles échappant aux traitements « classiques » et que les allopathes (médecins purs et durs utilisant exclusivement des médicaments chimiques) ont d'ailleurs tendance à considérer comme des troubles psychiques.

Mais attention ! Autant une erreur est pardonnée en médecine classique, autant elle est pourfendue et couverte d'opprobre si elle vient d'une de ces thérapeutiques différentes !

Celles-ci sont pourtant autant de techniques médicales s'intégrant parfaitement dans la médecine et venant enrichir l'arsenal dont dispose le médecin. Il est vrai qu'elles ont parfois eu la prétention — revendiquée par l'allopathie — d'être la seule médecine réelle.

HOMÉOPATHIE

A tout seigneur, tout honneur, l'homéopathie fait rêver par l'aspect un peu magique des noms de ses médicaments, et par la structure quasi désuète des granules porteurs de l'action thérapeutique.

Sans reprendre la définition donnée par Littré (voir glossaire), le créateur de l'homéopathie, Hahnemann édicte le premier grand principe : « Toute substance qui produit des symptômes chez une personne bien portante peut guérir ces mêmes symptômes chez une personne malade. » C'est la *loi des semblables.*

Vouloir résumer en quelques paragraphes les énormes travaux réalisés par les grands de l'homéopathie que sont Hahnemann, Kent, Hering et consorts serait une gageure que même un homéopathe averti ne tenterait pas. Disons simplement, sans trahir la pensée homéopathique, qu'il s'agit, par une approche originale, de traiter l'*individu malade* et non plus la *maladie de l'individu.* Effort monumental et combien louable. La biologie n'existait pas, pas plus que les radiographies ou l'échographie.

L'homéopathe se doit de définir le terrain homéopathique de son patient, afin de pouvoir personnaliser ensuite un éventuel traitement. Les cheminements, parfois philosophiques, amènent à l'établissement d'une caractérisation médicamenteuse servant de base ensuite à toutes les thérapeutiques.

La théorie des semblables implique l'utilisation d'un seul médicament.

L'individualisation de la maladie portée par la personne implique une thérapeutique unique.

La véritable démarche homéopathique nécessite un travail astreignant et complexe que beaucoup de pseudo-homéopathes se refusent de faire.

L'homéopathie a ses règles et ses lois ; les appliquer est une science ; les oublier revient à pratiquer la « granulothérapie allopathique », qui consiste à couvrir deux pages d'ordonnance de noms pseudo-scientifiques, à faire prendre des médicaments toutes les heures, vingt-deux heures sur vingt-quatre ; elle n'a aucune base médicale pas plus qu'homéopathique ; c'est donner le médicament du pied, celui du coude, un autre pour la tête, un suivant pour le cœur... Cette homéopathie-là a perdu la valeur de l'étude du terrain, et surtout discrédite la technique et les homéopathes sérieux. Elle est trop fréquente, et malheureusement particulièrement française.

Je connais quelques vrais homéopathes, ils sont très rares. Ce sont d'authentiques médecins connaissant aussi bien la médecine classique que leur spécialité ; cela leur a permis de faire un choix en connaissance de cause. Ils sont d'ailleurs capables d'utiliser les thérapeutiques classiques lorsque le besoin s'en fait sentir.

Sans vouloir plagier Bourvil dans son sketch sur l'eau ferrugineuse, affirmons : *L'homéopathie oui, mais attention aux homéopathes !*

Quoi qu'il en soit, et en dehors du principe de dilution des médicaments, affirmer que l'homéopathie représente enfin la médecine de terrain mérite quelques réserves.

Le raisonnement se fonde sur un ensemble de signes cliniques, du comportement physique et psychique. Ces signes ont été décrits avec une précision remarquable.

Malheureusement, ils ignorent tout des progrès de la définition biologique du terrain. Une démarche homéopathique extrêmement précise et logique amène à une prescription de un ou deux médicaments. Les signes évocateurs reconnus avant le traitement s'amendent et le patient retrouve la santé. Rien ne prouve, l'expérience le montre, que la biologie soit rééquilibrée. Le terrain homéopathique est complètement différent du terrain réel de l'individu, le *soi biologique*. On a vu trop d'infections traînantes disparaître sous une bonne thérapeutique homéopathique, être considérées comme guéries, et prouver à l'étude biologique qu'elles avaient déclenché des troubles immunitaires inapparents. Le meilleur homéopathe ne pourra jamais poser un diagnostic complet de terrain sans l'aide de la biologie. C'est pourquoi bon nombre d'homéopathes conscients de ce danger se familiarisent avec cette forme de biologie pour éliminer cet écueil. Il est d'ailleurs toujours surprenant de constater que les homéopathes abordent plus facilement les nouveautés que les médecins généralistes classiques ou allopathes.

ACUPUNCTURE

Aussi seigneuriale que l'homéopathie, l'acupuncture exerce une fascination sur les foules et sur certains médecins par le vocabulaire ésotérique à employer et à respecter pour pénétrer ses arcanes.

L'acupuncture d'après les textes chinois est « la médecine des aiguilles et du feu prolongé ». Elle consiste à piquer avec des aiguilles, selon des règles très précises, des « points » exprimant des zones de résonance énergétique entre l'individu et l'environnement dans lequel il évolue. Une fois l'aiguille piquée, il faut la laisser le temps nécessaire à l'obtention d'une réponse énergétique du corps.

L'acupuncture doit aboutir à un rééquilibrage général de toutes les énergies de l'individu, permettant l'élimination des processus pathologiques.

Pour les vrais acupuncteurs, c'est une philosophie autant qu'une médecine. Pour les autres, elle se réduit à une aiguillothérapie selon le même processus que la granulothérapie de certains homéopathes.

Le sujet ici n'est pas de débattre de l'acupuncture, mais d'apprécier son véritable rôle dans l'abord du terrain. L'acupuncteur, comme l'homéopathe, définit un terrain acupunctural en fonction d'études ancestrales chinoises. Les langages sont tellement différents de ceux de la médecine conventionnelle occidentale qu'ils entraînent de véritables incompréhensions. C'est certainement une excellente médecine fonctionnelle, parfois adjuvante[1] d'autres thérapeutiques dans des pathologies « lourdes », auto-immunes, cardio-vasculaires, ou cancers.

Elle permet un rééquilibrage des « énergies » profondes du corps. Celles-ci sont jugées en excès (yang) ou en défaut (yin).

L'acupuncture n'a cependant jamais représenté une médecine totale, si ce n'est en d'autres lieux et d'autres temps, où les sciences médicales n'étaient pas arrivées à leurs niveaux présents. Dans l'état actuel des découvertes, les terrains acupuncturaux n'ont que peu de corrélation avec la biologie et les capacités immunitaires de l'organisme. Malheureusement, trop d'acupuncteurs, et parmi les plus renommés, refusent l'apport important et fondamental de l'orientation diagnostique, thérapeutique, et de surveillance de la biologie.

En effet, un médecin — même parallèle, doux ou acupuncteur — n'a pas le droit de faire perdre à ses patients le bénéfice de la prédiction biologique.

L'acupuncteur traditionnel[2] se veut d'abord et totalement acupuncteur. C'est à mon avis un défaut. A l'heure où la médecine souffre de la multiplication des spécialités

1. Médication ajuvante : traitement prescrit en plus de la thérapeutique principale, pour majorer les effets et agir d'une manière plus globale sur l'individu.

2. Traditionnel par opposition à occidental. L'acupuncteur traditionnel respecte l'enseignement et les écrits chinois originaux.

et des sous-spécialités, vouloir se définir comme un médecin de médecine globale en n'abordant qu'une seule facette de la médecine est préjudiciable. Cela permet l'éclosion de variantes acupuncturales comme les réflexothérapies ou les digitopressures[3] sans autre intérêt qu'un effet anti-douleur local et passager.

L'acupuncture mérite mieux, elle qui sait parfois se montrer si exaltante.

OLIGOTHÉRAPIE

Le terme « oligo » signifie peu nombreux ou en faible quantité. L'oligothérapie se propose d'utiliser des quantités infimes de produits essentiels à la vie enzymatique de l'individu. Ces produits sont très variés, ils s'appellent les oligo-éléments. Les plus connus sont le manganèse, le cobalt, le zinc, le cuivre, l'or, l'argent, le potassium, le magnésium, etc.

Les premières études remontent à la fin du XIXe siècle, et tendent à prouver la nécessité de prise régulière saisonnière ou hebdomadaire d'oligo-éléments pour favoriser une meilleure autodéfense de l'individu. Cette autodéfense concernerait en fait les vitesses de réaction de l'organisme contre la maladie.

Bien que la théorie soit un peu fumeuse et surannée, les effets thérapeutiques sont certains. De là à vouloir en faire la médecine de terrain que leurs promoteurs affirment, il y a le diagnostic et la biologie de ce terrain que j'hésite à oublier.

Ces oligo-éléments auraient une concentration et une action cellulaire que la biologie ne peut actuellement définir. On est obligé d'en rester au stade des constatations pour évaluer ces traitements. Ils se révèlent d'excellents médicaments complémentaires, actifs sur bon nom-

3. La digitopresssure ou acu-pressure est l'utilisation de la pression au doigt d'un point d'acupuncture pour tenter de « le travailler » ! Ces techniques font hurler de rire (jaune) les acupuncteurs sérieux.

bre de troubles fonctionnels, entre autres sur des réactions inflammatoires rhumatismales.

S'ils n'ont jamais fait leurs preuves dans des pathologies immunitaires, ils doivent cependant rester les remarquables adjuvants que nous utilisons régulièrement, et sur lesquels nous reviendrons dans la seconde partie de ce livre.

PHYTOTHÉRAPIE

L'utilisation des plantes ou de leurs dérivés remonte à l'Antiquité. Les littératures de toutes les civilisations rapportent des faits étonnants de traitements par les plantes. Etonnants par la justesse de l'utilisation de ces plantes alors que n'existaient pas encore les moyens d'étudier « scientifiquement » les composés actifs de celles-ci.

La phytothérapie a baissé pavillon au milieu de ce siècle devant la toute-puissante chimie pharmacologique. Puis les effets agressifs (iatrogènes[4]) des médicaments allopathiques ont forcé certains médecins à revenir en arrière, sans perdre de vue l'évolution scientifique. La phytothérapie revint alors en force.

Avec elle, arrivait également l'aromathérapie qui est l'utilisation des essences de plantes avec leurs effets antiseptiques et régulateurs. C'est une réelle alternative aux traitements antibiotiques si déstabilisants pour l'écosystème intestinal. Très vite, les tenants de cette technique médicale traduisirent ces propriétés en notion de terrain. Calquant le raisonnement du « médicament de fond » sur l'homéopathie, ils instaurèrent de véritables correspondances terrain-plantes.

Malheureusement, les notions scientifiques sur lesquelles s'appuyaient ces thèses n'ont que peu de valeur

4. Médicament iatrogène : médicament qui, bien que traitant la maladie, déclenche des pathologies. L'exemple le mieux connu est celui des anti-inflammatoires qui luttent contre l'inflammation d'une affection rhumatismale et causent des ulcères d'estomac.

actuellement. Il s'agit d'analyses sanguines désuètes, de théories physiologiques dépassées, ou carrément d'erreurs de raisonnement. Par exemple, on a recours en phytothérapie à un test appelé *aromatogramme*, qui permet d'étudier la sensibilité des germes aux différentes plantes ou extraits de plantes, selon le même principe que celui de l'antibiogramme. Certains phytothérapeutes ont cru pouvoir généraliser les résultats obtenus pour élaborer une définition de terrain. Les germes peuvent provenir des intestins (le plus fréquemment), ou des amygdales-nez-gorge-oreilles. Les essences aromatiques les plus actives sur ces germes, selon eux, feraient partie des « plantes du terrain ». Déjà, la notion de terrain en phytothérapie était un peu ésotérique, mais cette sensibilité aux huiles essentielles ou essences aromatiques, ne lui apporte aucune crédibilité.

Rappelons aussi que tester un germe en dehors de son contexte naturel (comme pour l'antibiogramme) n'a qu'une valeur relative. Ce germe isolé ne sera jamais le reflet du comportement bactérien de l'organisme. Nous l'avons prouvé dans l'étude de la vie de nos bactéries ; d'autre part, pour être étudié en atmosphère d'air, il ne peut être qu'un germe vivant avec de l'oxygène (aérobie)... alors que la majorité des germes de l'organisme est anaérobie !

Aussi efficace soit-elle, la phytothérapie reste et doit rester une excellente médecine adjuvante, une des solutions thérapeutiques que doit pouvoir proposer tout médecin à son patient.

Pourquoi vouloir la confiner dans un rôle de médecine parallèle et ne pas l'enseigner en faculté ? On enseigne bien la chimiothérapie anticancéreuse aux effets incertains et aux conséquences toujours graves !

Pourquoi ne la reconnaître que du bout des lèvres ?

Encore une énigme provoquée par le tout chimique qui embue les esprits de nos chers patrons ! Et pourtant, des chimiothérapies anticancéreuses parmi les plus efficaces ne sont, ni plus ni moins, que des extraits de plantes !

VERTÉBROTHÉRAPIE ET CHIROPRAXIE

A côté de la kinésithérapie, plus papouillothérapie que réelle thérapie, existent différents abords des troubles articulaires. Il est dommage que cette kinésithérapie soit si mal enseignée. Il est interdit aux masseurs diplômés de toucher correctement un dos, une articulation ; il leur est interdit de parler de chiropraxie ou d'ostéopathie. Ce sont des professionnels manuels qui doivent limiter juridiquement l'action de leurs mains !

L'étude des dérangements mineurs des articulations et de leurs traitements n'est que l'aboutissement moderne et scientifique de l'art du rebouteux. Un dérangement mineur est le blocage d'un genou par exemple, sans que les os soient sortis de leurs logements, mais où existe une petite « malposition ». Les plus fréquents sont ceux des vertèbres, où l'on parle habituellement de vertèbres déplacées. Dans ces différents cas, une manipulation bien adaptée et surtout appliquée par des mains expertes permettra de libérer et de soulager l'articulation.

Au niveau de chaque vertèbre, sort un nerf qui va dans un territoire tout à fait précis qu'il innerve. Il arrive que certaines vertèbres bloquées en mauvaise position déterminent dans la région innervée des douleurs d'organes. Une manipulation, libérant le jeu articulaire et la pression sur le nerf, pourra redonner une fonction correcte à ces organes.

Il est facile de comprendre que très vite certains esprits aient voulu avec cette technique tenter de traiter toutes les maladies des organes ayant une innervation provenant de la colonne vertébrale. C'est voir la médecine par le tout petit bout de la lorgnette et ignorer les grandes règles de la physiologie et de la médecine de terrain.

Toujours est-il que ces techniques de manipulation doivent être connues de tous les médecins, car elles sont de véritables traitements de problèmes parfois très douloureux et toujours invalidants.

Pourquoi rejeter les autres ?

Puis, à côté de ces pratiques tolérées par les officiels, existent une pléiade d'abords particuliers de la maladie et de l'individu, allant de techniques ésotériques mais efficaces au plus pur mensonge organisé ; c'est parfois à celui qui aura le langage le plus scientifiquement abscons. Le zaraïsme[5] est né.

Nous passerons en revue :

— l'ostéopathie avec ses résultats merveilleux quand elle est pratiquée par de « bonnes mains » ;

— l'auriculothérapie et les autres réflexothérapies qui se présentent comme une nouvelle acupuncture avec l'ampleur en moins ;

— la naturopathie où tout traitement doit être d'essence naturelle ;

— le magnétisme et ses points d'interrogation.

OSTÉOPATHIE

Parmi ces autres possibilités thérapeutiques, l'ostéopathie est certainement celle qui devrait officiellement faire son entrée en faculté... Elle apporte une telle nouveauté dans toutes les médecines manuelles, avec des répercussions surprenantes (sur les comportements caractériels de l'enfant par exemple), que la médecine officielle devrait l'adopter pour mieux la connaître, plutôt que de la rejeter stupidement et de laisser systématiquement son enseignement à des non-médecins.

Il s'agit d'étudier le mouvement respiratoire profond qui, selon les adeptes de cette méthode, gère tous les rapports os-articulations-organes-tissus. A côté des théories discutables, il existe des résultats que tout médecin se

5. Zaraïsme : parascience éminemment confuso-scientifique, promettant la lune à qui prendra régulièrement des bains de siège. C'est une nouvelle technique tisano-financière, régie par la théorie : ça ne vaut pas grand-chose et ça peut rapporter gros.

doit de connaître et d'observer pour mieux en faire profiter ses patients.

Le terme d'ostéopathie est certainement très mal choisi, car il ne s'agit pas de maladies des os, mais de perturbations des tissus musculaires, aponévrotiques, tendineux, organiques, les uns par rapport aux autres ; ces désorganisations déterminent des troubles fonctionnels que la médecine classique ne sait traiter autrement que par des drogues contre la douleur, l'anxiété ou l'inflammation (en fonction du médecin prescripteur).

Alors pourquoi faut-il rejeter cette technique remarquable, surtout si on sait lui enlever sa robe de verbiage pour lui conserver son corps de vertus ?

Mais, même si l'ostéopathie est recommandable, attention aux ostéopathes. Peu ont une « véritable main » pour bien sentir un blocage des mouvements si ténus d'une articulation ; peu auront la capacité de rendre la physiologie du mouvement d'un os ou d'un groupe musculaire ou des tissus avoisinants. Le plus célèbre ou le plus connu ne sera pas forcément le meilleur.

AURICOLUTHÉRAPIE

Autre médecine se présentant parfois comme une médecine miracle, quand ce n'est pas comme *la* médecine.

Cette technique utilise la projection dans l'oreille de certains points que l'acupuncture avait décrits, et qui furent redécouverts par un médecin lyonnais, lui-même copié par un grand nombre de plagiaires. Ces points, si l'on en croit les ardents tenants de l'auriculothérapie, représentent un fœtus recroquevillé dans l'oreille.

Ce n'est ni plus ni moins qu'une réflexothérapie. Elle utilise des points de l'oreille qui, recevant une stimulation quelconque (aiguille, massage, pression, etc.), entraînent une réaction à distance soit d'un organe, soit d'un membre, soit d'une articulation par exemple. C'est une excellente technique pour lutter contre certains processus douloureux, surtout si ceux-ci sont fonctionnels et non pas organisés en maladie. Elle a fait la preuve de son efficacité contre les douleurs en pathologie sportive ou traumatique, mais pourquoi la dévaloriser en tentant de la sublimer faussement en médecine à part entière ?

Que de chemins tortueux à parcourir pour faire passer l'auriculothérapie au stade de l'auriculomédecine. Penser que la médecine peut être rapportée uniquement à l'anatomie de l'oreille, que tout diagnostic est possible dans l'étude de l'oreille, et qu'une aiguille plantée en transfixiant l'oreille ou qu'une couleur projetée sur son pavillon doivent guérir d'une maladie grave... ! A défaut de l'œil, on peut toujours se mettre le doigt dans l'oreille et attendre les résultats !

AUTRES RÉFLEXOTHÉRAPIES

Que dire de la « médecine » des pieds qui trouve tout dans certains points réflexes du pied, pose des diagnostics, distribue des traitements et ignore tout de la médecine de terrain... parce qu'elle n'a plus les pieds sur terre.

L'iridologie a ses héros également. Elle prétend, par l'intermédiaire de taches, de pigments ou de reliefs sur l'iris de l'œil, poser un diagnostic imparable. Il est vrai que certaines anomalies retrouvées peuvent évoquer tel ou tel trouble d'un organe. Mais un examen clinique correctement pratiqué se révèle plus performant, et la biologie ne trouve pas de concurrents sérieux dans ces différentes approches parcellaires de la maladie.

Il semblerait également qu'existe une cartographie[6] dentaire des troubles de l'organisme, telle dent douloureuse correspondant à tel organe souffrant ! Pourquoi pas, surtout si ces techniques ne sont ni agressives, ni iatrogènes. Quant à leur efficacité réelle, rien n'est encore prouvé.

6. Cartographie : représentation sur une surface donnée de points correspondants à la projection du corps dans cette surface. La plante du pied, l'iris ou l'oreille portent — pour certains médecins — ce genre de cartographie.

NATUROPATHIE

Quelle que soit la maladie, la naturopathie veut la traiter par des techniques naturelles (alimentaire, psychothérapique, vitaminique...), et *uniquement* naturelles. C'est un retour au début du siècle, avec négation des progrès médicaux et thérapeutiques.

Ce courant de pensée, tout logique qu'il soit, prouve l'ignorance de l'histoire naturelle de la maladie. En effet, prétendre qu'elle s'installe parce que, à un moment de la vie, il y eut une agression quelconque, montre à l'évidence l'étroitesse de recherche du thérapeute. Maintenant que l'immunité apparaît moins abstraite, le lecteur comprendra mieux qu'il faut plus d'un stress, aussi important soit-il, pour déséquilibrer cette immunité et permettre l'irruption du pathologique.

A l'écoute des naturopathes, on a souvent l'impression d'une médecine simpliste. La recherche de la cause morbide est fondamentale ; le traitement de l'origine peut sembler essentiel et suffisant. Essentiel, certainement. Suffisant : erreur grossière par méconnaissance du comportement de la biologie intime, par ignorance des lois immunologiques, par oubli de la notion des facteurs de croissance ! Un camion vous a écrasé la jambe ? Qu'importe ! Que le camion fasse marche arrière, et le fait qu'il repasse dans l'autre sens sur votre jambe « gomme » le premier écrasement et vous rend votre membre !

Le naturopathe a tendance à oublier qu'un processus auto-immun peut continuer à évoluer alors que la raison causale a disparu !

Contrairement à ce qu'affirment les différentes écoles naturopathiques ou sémantiques, elles ne représentent ni ne forment des médecins de terrain. Elles ouvrent à un raisonnement intéressant. Malheureusement, la thérapeutique ne peut se montrer à la hauteur de la maladie car elle intervient alors que la maladie est déjà passée à un niveau différent, inabordable pour ce type de traitement.

MAGNÉTISME

Cité parce que faisant partie intégrante des aides au traitement, le magnétisme recouvre trop de données pour être correctement abordé rapidement. Cela va de l'utilisation des ondes magnétiques pulsées, bien reconnues en médecine classique (surtout en médecine sportive) pour leurs activités antalgiques et anti-inflammatoires, à l'application de petits aimants sur les zones du corps à traiter, sans oublier l'application des mains chère à nos contrées « profondes ».

Les appareils générateurs d'ondes magnétiques pulsées sont utilisés quotidiennement en pathologie douloureuse articulaire et musculaire, et agissent par le biais de la modification du « voltage » des cellules des tissus exposées à ces rayons. Ils sont unanimement reconnus pour leurs effets bénéfiques sur la cicatrisation des claquages musculaires, des déchirures de tendons, des inflammations articulaires, et autres douleurs spasmodiques.

Les aimants utilisés localement permettent, par l'action spécifique de leur champ magnétique, de lever bon nombre de contractures réflexes accompagnant tout trouble articulaire, assurant ainsi une meilleure récupération de l'articulation ; de plus, une action anti-inflammatoire non négligeable existe.

Et puis au sujet du magnétisme, on peut se laisser aller à parler de « choses » inexplicables en médecine occidentale ! Nous avons tous rencontré dans notre vie des personnes qui « dégagent » une intense chaleur lorsqu'elles approchent les mains de votre corps. Tous, nous connaissons des personnes qui « apposant » les mains sur une partie douloureuse du corps « font partir les douleurs » ! Aucune explication logique ne peut être donnée, mais le phénomène existe, d'ailleurs je l'ai rencontré.

Un patient, victime d'un cancer de la gorge pour abus tabagique et alcoolique, avait subi une radiothérapie sur le cou et la gorge, radiothérapie ayant permis une disparition complète des signes de la maladie. Malheureusement, les rayons avaient brûlé ses glandes salivaires ; notre homme, plus bavard que la moyenne, désespéré de devoir réduire son débit verbal par manque de salive, ne se félicitait pas de son cancer maîtrisé, mais pestait contre cette asialie (absence de salivation). Quelques années après, il consulte un magnétiseur : celui-ci lui « applique » les mains sur la gorge, et je revois mon homme une semaine plus tard. Quelle n'est pas ma surprise de constater une salivation presque normale ! Sachant qu'il présentait toujours dans son analyse de sang une inflammation, je fais refaire un contrôle sanguin par profil protéique interposé (comme nous le verrons, cet examen sanguin fait partie intégrante de la définition du terrain, et c'est une des pièces maîtresses du suivi des pathologies cancéreuses). Bien que la salivation soit revenue, la biologie était, malgré tout, toujours aussi inflammatoire. L'action avait été uniquement locale.

Que dire de cet exemple ? Un phénomène existe, dépassant notre entendement ! Affirmer qu'il n'y a qu'une action psychologique est certainement aller vite en la matière, mais... Je n'ai réussi à trouver aucune explication logique. Un monde nous échappe, ou tout du moins sort des normes intellectuelles que nous manions quotidiennement. Bien sûr, il est connu que des récupérations salivaires peuvent survenir plusieurs années après une irradiation, mais dans ce cas (comme dans d'autres d'ailleurs) elle est vraiment trop reliée à cette « application » des mains pour que mes critiques l'écartent.

Mystère, comme celui qui régit les modifications comportementales, psychiques et caractérielles survenant lors des pleines lunes. Ayant eu l'occasion d'exercer en haute montagne (au-delà de deux mille mètres), j'ai noté des majorations flagrantes de troubles psycho-médicaux aux pleines lunes. Quelle peut être l'action des flux magnétiques ?

Qu'on ne me réponde pas que c'est le fruit de mon imagination ! Ou alors il est imaginaire de voir les grandes marées rythmées par les positions de la lune et du soleil par rapport à la terre !

Non, il existe réellement une perturbation quelconque, vraisemblablement magnétique, que la science actuelle est incapable d'expliquer...

Alimentation

Surprise que de retrouver le chapitre alimentation dans les médecines dites parallèles ! Comment croire que l'alimentation soit bien pensée par la médecine classique, alors que tout service hospitalier qui se respecte offre à ses patients le traditionnel « café au lait au lit du petit déjeuner » ! Demandez à vos hépatocytes[7] ce qu'ils pensent de cet arsenic matinal ! L'association des molécules de lactose et de caféine forme une des meilleures substances toxiques pour le foie ! Après vingt ou trente ans de cette intoxication légale, et *si le terrain hépatique le permet*, une vraie insuffisance de fonction de la cellule hépatique apparaît.

Remarquez la précaution verbale concernant la permission du terrain : tout un chacun ne développera pas une maladie hépatique en buvant du café au lait le matin. Mais si une personne est « alcoolisée » par les fermentations intestinales dues à des abus laitiers et céréaliers, ou fruitiers, l'apport quotidien de l'intoxication lactose-caféine permettra, comme tout médecin a déjà pu l'observer, l'apparition de véritables cirrhoses[8] alcooliques... sans consommation d'alcool !

Étonnant, non ?

Saviez-vous que neuf chevaux de course sur dix sont atteints, dès l'âge de six ans, de réelle cirrhose alcoolique confirmée à la biopsie ?

7. Hépatocyte : une des cellules du foie ayant un rôle sécrétoire.

8. Une cirrhose est l'état de dégénérescence presque terminal des cellules hépatiques. Elle survient après excès alcoolique, atteinte virale aiguë, ou hépatite chronique.

Comment ? Simplement en ingurgitant tous les jours douze à dix-huit litres d'avoine pour obtenir un meilleur tonus en course... tout en alcoolisant leur système hépatique grâce aux fermentations intestinales générées par cette céréale.

Le terrain ne peut être défini sans évoquer le monde extraordinaire de la nutrition. Mais cet abord ne doit pas oublier que toute discussion concernant notre nourriture débouche trop fréquemment, par esprit sectaire comme en religion, sur des ruptures définitives. Chaque chapelle médicale parallèle a « son » alimentation.

En fait, un peu de pondération quotidienne dans ses désirs et attirances alimentaires apporte toujours une aide appréciable pour une meilleure nutrition. Le régime idéal n'existe pas. Chaque personne est un cas particulier qui aura son propre mode d'alimentation. En général, le mélange de plusieurs types de nourritures permet un panachage de conseils rendant l'éducation alimentaire faisable, praticable et agréable.

Surtout, fuyez les principes trop stricts, rendant la vie triste et sans attrait.

Vous ne devez pas vivre pour manger, mais manger en vivant !

AVEC LE TABAC, LA MAUVAISE ALIMENTATION FABRIQUE LA PLUPART DES PATHOLOGIES CARDIO-VASCULAIRES

Une alimentation un peu trop riche en graisses inattaquables par l'organisme perturbe ses capacités d'assimilation et de destruction des corps gras. L'organisme humain sait parfaitement bien « découper » et assimiler les graisses dites *insaturées* provenant des poissons et des volailles. Celles-ci présentent dans leurs formules chimiques des liaisons doubles entre différents atomes ; ces doubles liaisons sont ouvertes sous l'action de la digestion, permettant ainsi une utilisation des acides gras libérés.

Mais les graisses des animaux à quatre pattes comme le porc, le bœuf, le mouton sont dites *saturées :* ne présentant pas de doubles liaisons, elles sont difficilement attaquables par les enzymes de la digestion humaine et ne peuvent être digérées. Elles auront donc tendance à s'accumuler dans les organes.

Imaginez des voitures dont certaines, les Apo A1, sont spécialisées dans le transport des « bonnes » graisses, et d'autres au contraire, les Apo B, dans le transport des « mauvaises » graisses. Les Apo A1 vont charger leurs passagers « bonnes graisses » pour les emmener vers le foie. Celui-ci digère le cholestérol dont les sous-produits sont nécessaires à la fabrication d'hormones, comme les œstrogènes, la progestérone, ou les hormones de la surrénale (entre autres la cortisone naturelle). Il a donc besoin de ces bonnes graisses pour le bien-être de l'individu.

Pendant ce temps, les Apo B vont charger les « mauvaises graisses » pour les conduire à destination dans les organes autres que le foie, qui voient ces mauvais cholestérols se déposer à l'intérieur des tissus et former des plaques d'athérome, début de l'athérosclérose.

Si en plus la personne décrite ici fume, elle favorise ces dépôts de cholestérol en particulier dans les vaisseaux, et fera une victime de choix pour une maladie artérielle.

Quand on sait que la maladie des artères tue beaucoup plus souvent que le cancer, et beaucoup plus tôt, on comprendra les médecins qui s'ingénient à prodiguer de bons conseils alimentaires... et qui s'escriment à faire diminuer la consommation de cigarettes.

Les quelques règles alimentaires générales s'appliquant à tous se résument rapidement :

— *Diminution,* voire suppression des laitages.

— *Éviter* quotidiennement les fromages fermentés et/ou moisis.

— *Rarement :* porc, bœuf, mouton.

— *Souvent :* volailles ou poisson.

— *Attention :* fruits crus (y compris tomate crue, melon, pamplemousse, avocat, pastèque...) au moins une heure avant les repas ou trois heures après, afin d'éviter les fermentations intestinales.
— *Toujours :* légumes verts, légumes à fibres.

Un régime riche en fibres végétales :

- diminue la concentration dans l'intestin des facteurs favorisant le développement d'un cancer intestinal ;
- modifie la flore bactérienne en améliorant ses compétences ;
- accélère le métabolisme des substances cancérigènes ;
- fixe ces mêmes substances pour mieux les excréter.

Ne vous inquiétez pas pour votre calcium, le lait vous en apporte très peu par rapport aux fruits et légumes frais. De plus, le calcium laitier est difficilement assimilé par l'organisme humain, celui-ci ayant perdu dès l'âge de sept-huit ans la capacité de digérer correctement les laitages !

LES DÉSÉQUILIBRES ALIMENTAIRES FAVORISENT LE DÉVELOPPEMENT DES MALADIES DÉGÉNÉRATIVES ET DE TROP DE CANCERS

Nous avons vu le rôle fondamental joué par l'intestin et toute sa flore dans la protection de l'individu contre les agents extérieurs et les virus plus particulièrement ; c'est l'*effet de barrière.*

Une mauvaise alimentation, par le jeu des putréfactions et des fermentations, va déstabiliser cet effet de barrière. Une tolérance aux virus s'installe progressivement, permettant ensuite le passage de ces derniers dans le circuit des vaisseaux lymphatiques ; une agression de l'immunité s'ensuit, lit de la maladie dégénérative, dite de système ou auto-immune.

Les déséquilibres bactériens bouleversent le travail des plaques de Peyer, ces fameuses structures intestinales permettant la maturation des lymphocytes (voir p. 52).

Quel meilleur terrain pour développer une maladie immunitaire ?

Quant au cancer, il est la maladie inflammatoire « jusqu'au-boutiste », allant jusqu'à la mort de l'hôte. Un organe d'où part un cancer présente un tissu dégénératif. Le terme « dégénératif » est un euphémisme pour indiquer qu'un tissu échappe au contrôle normal de la multiplication cellulaire, et fabrique des cellules anormales et anarchiques se développant tous azimuts.

Une inflammation digestive permanente amène en quelques années (environ dix ans) une situation précancéreuse intestinale (colite inflammatoire) ou gastrique (gastrite et ulcère) en fonction de la localisation. La consommation trop fréquente de porc, bœuf, mouton ou cheval dans nos contrées favorise ces inflammations. C'est un des contresens de notre éducation. Au XIXe siècle, le pain blanc et la viande étaient considérés comme l'apanage d'une table de bourgeois. Actuellement, pour affirmer sa réussite sociale, il faut absolument présenter sur sa table des viandes riches (bœuf, cheval), de la charcuterie, du pain blanc, du sel et du poivre. Tous ces aliments et ingrédients sont reconnus pour favoriser des inflammations digestives.

Le « bifteck-pommes frites » est cancérigène par les produits de digestion des graisses !

La forte consommation de céréales diminue très sensiblement le nombre de cancers de l'intestin... tout en augmentant le nombre de cancers de l'estomac. Il semble que les fermentations apparaissant lors de la digestion, ajoutées aux parasites inclus dans ces céréales, soient fortement toxiques pour la muqueuse gastrique.

Une constipation chronique favorise le développement ou l'auto-entretien d'une inflammation intestinale.

L'irritation de l'œsophage par la consommation d'alcool prédispose également à une maladie dégénérative œsophagienne.

L'alcool est responsable de pathologies diverses et variées, sans compter le nombre d'accidents de la route qu'il occasionne. Que je sache, aucun gouvernement n'a osé s'attaquer au lobby de l'alcool. Il est plus facile et moins dangereux de limiter la vitesse sur les routes, même si toutes les études montrent que l'alcool est le principal responsable des accidents. L'alcool est la grande cause des cancers digestifs, surtout associé au tabac ; il fait des ravages dans les foies et les pancréas, les vaisseaux et le cœur.

La cuisson doit respecter les vitamines et oligo-éléments contenus dans les aliments. Sachez éviter les longues cuissons destructrices et préférez la cuisson à la vapeur pour manger les aliments « al dente ».

Les chairs fumées de poisson ou de mammifères sont toxiques et susceptibles de déclencher à long terme des cancers du tube digestif.

Les additifs alimentaires de conservation ou de coloration des aliments ont tous, à quelques exceptions près, des aspects nocifs et irritants sur l'organisme et ses muqueuses.

La liste est longue de ces toxicités alimentaires inadmissibles pour des sociétés comme les nôtres ; oui, réellement inadmissibles lorsqu'on sait les sommes exorbitantes qui sont dépensées pour lutter contre les affections cardio-vasculaires, les cancers, les maladies dégénératives et autres, favorisées ou déclenchées par l'alimentation.

Ces constatations ne peuvent s'établir que sur des travaux statistiques. En dehors de ce genre d'étude, aucune conclusion valable ne peut être tirée.

Mais que dire de cette étude révélant la prédisposition au cancer du sein dans les régions du globe voyant se développer le cancer de l'intestin ? Une même alimentation déséquilibrée prédispose à deux formes très différentes de cancer.

Tous les médecins habitués à une médecine générale dite de terrain savent que les problèmes de seins sont souvent accompagnés de troubles intestinaux. Soignez la constipation (sans laxatifs) et la colite (donc l'alimentation) d'une femme se plaignant de pathologies mammaires bénignes, et vous aurez la surprise de voir s'améliorer le comportement hormonal de cette femme. Elle se plaindra moins de douleurs du ventre et des seins avant ou pendant les règles. De plus, une personne forte ou obèse présente un tissu graisseux trop important ; les œstrogènes ont une prédilection pour ce genre de tissu et s'y fixent, favorisant ainsi la prolifération hormonale, facteur de risque dans le déclenchement d'un cancer du sein. On a constaté que les tumeurs mammaires sont huit fois plus fréquentes chez les souris trop bien nourries que chez les souris maigres. Sans vouloir considérer les femmes comme des souris, cette étude met en garde contre la suralimentation. Hormis le cancer du poumon, les cancers se développent plus fréquemment chez les plus gros.

Quant au cancer du pancréas, il est en général dû à des formes chroniques de pancréatite, survenant de préférence sur un terrain alcoolique. Mais n'oublions pas que cette « alcoolisation » peut être due :

— à un excès de fruits crus au cours de la digestion (ne manger ces fruits frais qu'en dehors des repas) ;

— à un abus de céréales… souvenez-vous des chevaux de course !

DEUXIÈME PARTIE

Vers la médecine prédictive

CHAPITRE 5

Les moyens de déterminer réellement le terrain

Actuellement, il s'avère impensable de parler de médecine prédictive, de prévention, d'organisation de la médecine de demain, sans aborder cette notion incontournable qu'est le terrain. Hippocrate, quelque deux mille ans avant nous, avait génialement prévu ce phénomène. Les Grecs distinguaient la déesse Panacée, qui *guérissait* toutes les maladies et tous les maux, de la déesse Hygié qui, au contraire, *prévenait* maladies et maux !

L'art médical commence à pouvoir localiser les prédispositions pathologiques sur les chromosomes, la médecine prédictive permet de déceler le début d'une maladie six à dix ans avant qu'elle n'apparaisse « officiellement ». C'est le moment choisi et organisé par l'administration pour un combat d'arrière-garde, soutenu par certains médecins opposés systématiquement à toute innovation... ne sortant pas de leur propre service.

Par-delà ces luttes sans intérêt ici, il s'agit d'étudier sérieusement ce que sont les premiers vrais indicateurs du terrain.

Le terrain qui prédispose à bon nombre de pathologies dont on a pu apprécier parfois la virulence et la malignité est sous la dépendance d'un ensemble de protecteurs qui défaillent de temps en temps par paresse, par vieillesse, par manque de précision ou par épuisement. C'est alors que l'attaque semblant anodine survient et déséquilibre l'architecture interne de l'individu. Ce peut être un virus, une intervention chirurgicale, une émotion forte, un coup de soleil, une grossesse, un vaccin vivant atténué, une déprime psychologique, une hémorragie ; le soi biologique perturbé laisse s'installer un trouble immunitaire qui s'exprimera plusieurs années plus tard par une maladie identifiable.

Sachons connaître et reconnaître ces terrains et leurs troubles pour mieux les respecter et les protéger. Détecter le trouble le plus tôt possible doit être le but de chaque médecin. Donnons-lui les moyens de le faire en lui offrant une biologie performante et capable de révéler aisément les défaillances de protection.

Le diagnostic prédictif

La maladie et son étiquette ne sont pas encore là. Mais déjà quelque chose existe !

Une agression sanguine, organique ou tissulaire ne se traduira pas sur des examens classiques trop longtemps normaux. En revanche, il existe des protéines-témoins d'une inflammation dont l'étude peut dénoncer cette agression bien avant que n'apparaissent les premiers signes « visibles » (cliniques) de la maladie. Cette analyse est l'objet de l'*électrophorèse* et du *profil protéique*.

L'étude combinée de toutes les hormones devrait également permettre un *profil hormonal* d'ensemble de la personne.

Savoir si un organisme est apte à se défendre correctement nécessite aussi la connaissance :

— des capacités de production d'anticorps (étudiées en partie dans le profil protéique) ;

— des possibilités d'éliminer les virus, et de réguler les réactions immunitaires, évaluées par le biais de l'*immunité cellulaire*.

Puis, la structure de ce soi biologique omniprésent passe par *le typage et l'interprétation des sites ou loci*

HLA. Nous allons décrire maintenant ces différents outils d'un diagnostic réellement prédictif.

L'ÉLECTROPHORÈSE

A côté des analyses que tout médecin a l'habitude de prescrire, existent d'autres investigations pouvant dépister utilement des troubles de l'immunité sanguine (humorale), souvent précurseurs de maladies débutantes.

L'un de ces examens plus sophistiqués est l'*électrophorèse des protéines*. Cette technique mesure différents lots de protéines dans le sang. L'étude des variations de ces lots les uns par rapport aux autres tente de déterminer une altération de leur équilibre.

L'électrophorèse avait pour ambition d'aider au diagnostic et apportait un aspect positif à la détermination du terrain. Actuellement, nous sommes unanimes pour ne lui reconnaître que l'intérêt du dépistage de la production anormale d'une immunoglobuline (anticorps produit parfois de manière bénigne en cas de stimulation par un antigène pendant trop longtemps, ou production maligne équivalant à une forme de leucémie).

On obtient avec cette analyse, une approche originale abordant pour la première fois le problème du terrain et pouvant dépister une *pathologie non encore déclarée*. Mais chaque « lot » contient plusieurs protéines... pourquoi ne pas mesurer individuellement les protéines que l'on connaît ?

Ceci existe et s'appelle le *profil protéique*.

Malheureusement, nous allons le voir, cet examen bouscule les idées reçues et l'enseignement de la biologie ; aussi est-il mal perçu par les médecins et, pourquoi le répéter, repoussé par l'administration.

LE PROFIL PROTÉIQUE : UNE SIMPLICITÉ RÉVOLUTIONNAIRE

1) *Son principe*

Enfin, une possibilité de véritable diagnostic précoce de

la pathologie. Une ébauche de la notion de terrain se dessine : elle permet à la fois de déceler une prédisposition à faire telle maladie, de suivre l'évolution de telle affection ou de juger de l'action du traitement. Par exemple, nous pouvons commencer à parler de *terrain précancéreux* ou *prérhumatisant* en fonction de quelques règles biologiques assez simples.

Une carte d'identité comporte un numéro matricule, l'adresse et la photo de son propriétaire. Si l'on voulait doter chaque humain d'une « carte d'identité biologique », son « numéro » y serait établi en fonction des sites HLA qui déterminent son soi biologique, tandis que sa « photo » y serait représentée par le profil protéique. Comme une photographie en effet, celui-ci va évoluer en fonction de l'âge, des maladies, des fatigues et des rencontres de la vie. C'est toute la notion évolutive et vitale de l'individu.

La technique du « profil protéique » est surprenante de simplicité, bien que l'étude des résultats demande une connaissance précise et très *up to date* [1] de la biologie. Il s'agit de mesurer des constantes sanguines (des protéines) assez courantes, souvent analysées en laboratoire. L'astuce consiste à ne plus les considérer ou comme strictement normales, ou comme anormales, mais à les confronter les unes aux autres. L'augmentation acceptable d'une protéine, corrélée à la diminution modérée d'une autre protéine est classiquement sans signification. Mais, dans une situation de vie évolutive, ces variations ont leur signification.

Afin de pouvoir les étudier simultanément, il a semblé judicieux de donner ces protéines en pourcentage par rapport à leur valeur moyenne, ce qui facilite la lecture : il

1. *Up to date* signifie en anglais être parfaitement au courant des dernières nouveautés. Pour ce qui nous concerne, il s'agit de suivre les différentes publications et découvertes scientifiques afin de pouvoir les mettre en application le plus rapidement possible. Cela implique de longues heures de lecture de revues, la participation à de nombreux congrès et conférences, la quête de l'innovation.

est aisé de voir qu'une protéine à 30 % est au tiers de sa moyenne, alors que le chiffre 0,80 g par exemple, n'exprime pas immédiatement la même réalité. Comme le jeu veut que l'on puisse analyser quelque dix à seize ou dix-huit protéines en même temps, il est bon de pouvoir juger rapidement et correctement chacune d'elles, sans avoir à revenir sur les valeurs normales admises.

Par ailleurs, cette valeur moyenne n'étant pas la même à cinquante ans qu'à cinq ans, le pourcentage doit être exprimé en fonction de la tranche d'âge correspondant à la personne examinée. Et comme un homme n'a pas toujours les mêmes moyennes qu'une femme, il faut que les données soient rendues en fonction du sexe.

On obtient ainsi une analyse de sang :

— exprimée en pourcentage ;
— rendue en fonction du sexe ;
— tenant compte de l'âge du patient.

Ce n'est donc pas une nouvelle analyse de sang, c'est uniquement une approche différente de la biologie.

Priant le lecteur de nous excuser de ces aspects un peu techniques, une anecdote amusante lui permettra de mieux saisir l'importance de ces différents paramètres :

La technique du profil protéique d'abord mise au point par des biologistes aux USA, leur sembla tellement merveilleuse dans son apport au diagnostic, qu'ils firent aussitôt appel à l'informatique pour mieux utiliser ce nouvel outil. Ils avaient simplement oublié un « détail » essentiel en médecine : l'interrogatoire et l'examen du patient, précisant son sexe et son âge entre autres choses. Ainsi, une inflammation, avec déséquilibre hormonal important, d'aspect cancéreux fit diagnostiquer par l'ordinateur un cancer de la prostate chez une femme — ce qui est peu courant ! — là où il eût fallu dire « cancer du sein »... Au niveau biologique, la différence est minime, dans le cabinet d'un médecin, cela peut être dramatique...

Un Français, le professeur Giraudet, de l'hôpital Ambroise Paré à Boulogne, s'aperçut de la source d'erreur et y remédia en insistant sur la nécessité d'un dialogue constant entre le biologiste et le médecin. Il adopta cet examen dont il avait tout de suite saisi le côté révolutionnaire et contribua à son introduction en France, pays qui est aujourd'hui le chef de file de cette technique. Un profil protéique bien équilibré devrait présenter au minimum douze protéines. Quelques très rares laboratoires privés ont réussi à étendre le profil protéique à dix-sept protéines, ce qui représente un sérieux progrès dans l'abord diagnostique du terrain.

En effet, plus il y aura de protéines, plus les renseignements fournis seront précieux et prédictifs pour définir avec le maximum de précision cette inconnue qu'est le terrain. Ces protéines sont connues, et font partie des différents groupes mesurés par l'électrophorèse dont nous avons parlé plus haut.

Chacune a des significations bien précises. Pour que leurs noms demeurent moins « hermétiques » et abstraits pour le lecteur, nous en citerons quelques-unes à titre d'exemple :

IgM : Immunoglobuline M.
Augmentation : immunoglobuline témoin d'une agression virale ou bactérienne récente ou persistante ; parasitose.
Diminution : maladies auto-immunes, maladies artérielles, cancers.

IgG : Immunoglobuline G.
Résultats d'agressions immunitaires complexes et très variées. Immunoglobuline fondamentale dans la compréhension de l'évolution de certaines pathologies graves.

IgA : Immunoglobuline A.
Immunoglobuline des muqueuses ORL, de l'intestin, des allergies.

PCR : Protéine C Réactive.
Protéine spécifique de certaines inflammations ou infections.

C3 : Facteur 3 du complément.
Protéine témoin d'un travail entre l'immunité cellulaire et l'immunité sanguine.

C4 : Facteur 4 du complément.
Inflammation, modulation immunitaire.

F : Fibronectine.
Nettoyage des toxines de l'organisme ; cancer du sein.

ApoB : Apolipoprotéine B.
Transport du mauvais cholestérol vers les organes périphériques.

ApoA$_1$: Apolipoprotéine A.
Transport du bon cholestérol vers le foie.

T : Transferrine.
Transport du fer de l'organisme ; témoin de saignements occultes ; rôle dans les phénomènes hormonaux.

C : Céruloplasmine.
Porte le cuivre ; témoin de troubles hormonaux, neurologiques, ou ganglionnaires.

H : Haptoglobine.
Grande protéine de l'inflammation ; diagnostique les foyers infectieux chroniques.

A1G : alpha 1 Glycoprotéine ou O : Orosomucoïde.
Réaction inflammatoire à étudier en parallèle avec l'Haptoglobine.

Pi : Protéinase inhibitor.
Inflammation péjorative ; affection inflammatoire des muqueuses, du foie ; cancer digestif, pulmonaire, ganglionnaire ou hormonal.

α2M : alpha 2 Macroglobuline.
Atopie cellulaire (allergie) ; pathologies ORL persistantes ; rein, foie.

P : Préalbumine.
État nutritionnel, foie, pathologie évolutive.

Profil protéique « normal » d'un Français mangeant et buvant un peu trop.

La plupart des protéines se retrouvent aux alentours de la normale (100 %), sauf :

IgA dont l'augmentation signale un problème de muqueuses et de foie ;

ApoB (transporteur de « mauvais » cholestérol) nettement supérieure à $ApoA_1$ (« bon » cholestérol), ce qui indique des dépôts de cholestérol dans les organes, y compris les artères.

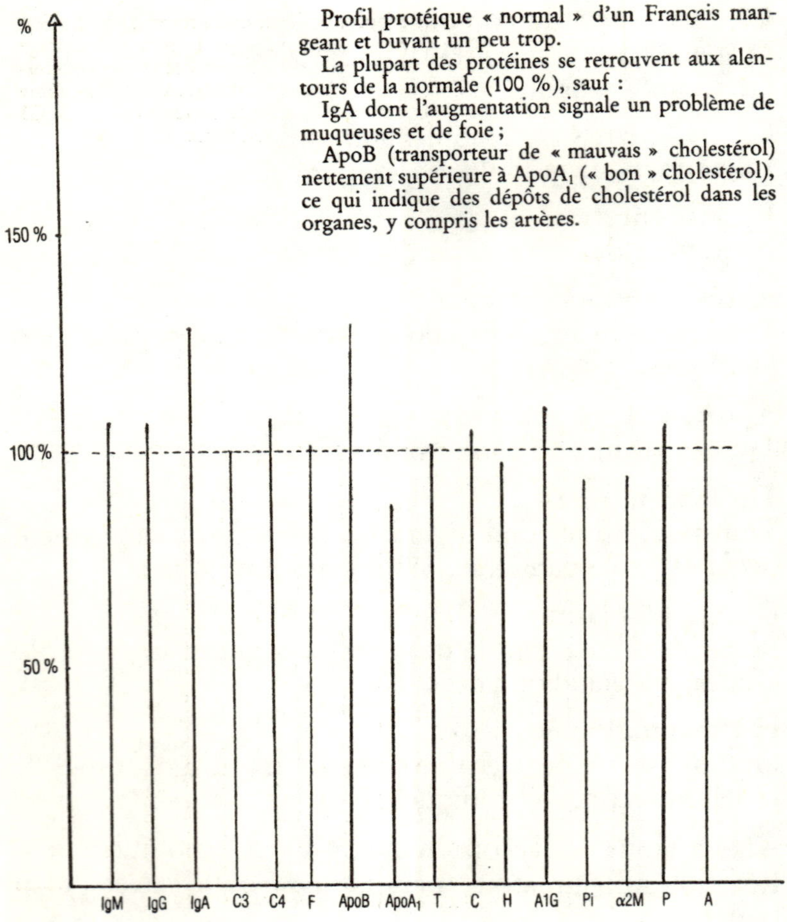

En abscisse, sont indiquées les différentes protéines du profil protéique :

En ordonnée, l'échelle des pourcentages permet de tracer l'expression en pour cent de la protéine mesurée.

Sur ce profil protéique, on retrouve une infection virale ancienne (indiquée par le fort pourcentage d'IgM), commençant à « agacer » le système immunitaire (Fibronectine très élevée) et à être susceptible de déclencher une maladie de système (baisse de C3 et C4). Pi élevé = suspicion virale.

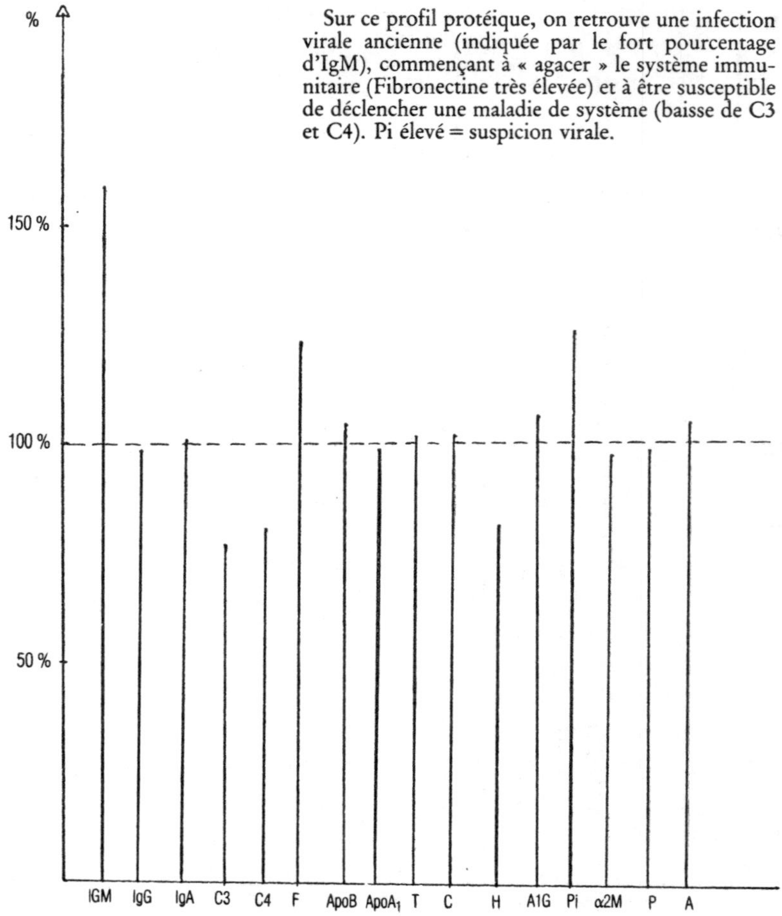

A : Albumine.
Foie, absorption des nutriments (acides aminés) essentiels à la fabrication des protéines ; état évolutif profond des pathologies.

2) *Quelques applications du profil protéique*

Ce soir vous êtes en très bonne santé, demain vous faites un infarctus. L'avez-vous fabriqué dans la nuit ? Non ! Tout un processus a fait qu'en plusieurs étapes vos artères coronaires[2] ont été attaquées. L'infarctus a explosé sur un terrain préparé depuis de longues années ; mais l'électrocardiogramme ne peut diagnostiquer que l'infarctus du myocarde installé. Le cardiologue au seul vu d'un électrocardiogramme ne peut donc jamais affirmer qu'un cœur est en parfaite santé. De trop nombreux hommes célèbres (et d'autres inconnus) sont décédés d'une crise cardiaque dans les jours suivant un électrocardiogramme normal, pour que les médecins ne soient pas sensibilisés à ce manque de prédiction. C'est ainsi qu'un terrain cardiaque se diagnostique.

Que faire ?

Quels examens subir ?

Il n'existe pas de moyens plus simples ni plus rapides que le profil protéique pour mettre en évidence un état athéroscléreux, athéromateux ou artéritique, *si le profil utilise les dix-sept protéines citées plus haut.* En effet, l'étude de quelques protéines comme l'immunoglobuline M, le facteur 4 du complément, les apolipoprotéines A1 et B, l'haptoglobine, l' α1 glycoprotéine et la protéinase inhibitor peut donner la solution. Leurs variations peuvent révéler un terrain vasculaire jusqu'à huit ans avant que ne survienne la véritable maladie artérielle !

2. Les artères du cœur s'appellent les coronaires. Le myocarde est le muscle cardiaque. Un infarctus est la perte de vascularisation temporaire ou définitive d'un territoire (muscle, péritoine, os, tissu...). Il existe l'infarctus pulmonaire, du myocarde (cœur), cérébral (cerveau), etc.

Que font habituellement les cardiologues ? Ils doivent parer au plus pressé. Ils prescrivent des remèdes contre la tension artérielle, le cholestérol, la plaque d'athérome, etc. mais ils ne sont pas en mesure d'enrayer la maladie, puisque systématiquement, elle est déjà installée.

Avec le profil protéique, on détient enfin un examen de terrain. Le médecin a devant lui un laps de temps suffisant pour tenter de contrecarrer la maladie. Il n'est plus obligé de faire de la médecine d'urgence et de replâtrage. Ayant pu évaluer le risque cardiaque ou vasculaire, il peut établir une véritable thérapeutique de protection. Nous verrons ce progrès au chapitre suivant.

Après le cœur et les vaisseaux, un point très français et très litigieux, le foie ! Chargé de tous les maux et de toutes les responsabilités, mis au propre comme au figuré à toutes les sauces...

La Faculté apprend depuis toujours à ses étudiants que la crise de foie n'existe pas, que les vraies insuffisances hépatiques sont rares, et que le foie est souvent innocent de l'ensemble des troubles que veut bien lui prêter une bonne partie de la population. Une personne se plaignant en permanence de fatigabilité et de nausées passera facilement pour une déprimée, alors qu'il existe des raisons réelles à ces troubles.

Ce foie est à l'origine de la plupart des protéines existant dans l'organisme.

Que va faire un foie en état de fatigue importante ? Il diminue ses sécrétions. Dans la biologie classique, ce phénomène n'apparaît pas. En revanche, si un profil protéique montre des constantes toutes normales, mais à 75 % de leur moyenne habituelle, cela veut dire que la production des protéines est abaissée. S'il y a insuffisance de sécrétion, il y a bien insuffisance hépatique. Ce type de diagnostic permet de mieux comprendre certaines pathologies mineures certes, mais empêchant le déroulement normal et acceptable d'une journée. Le grand traitement d'une insuffisance hépatique ne sera pas la prescription d'anxiolytique (médicament contre l'angoisse), mais une rééducation alimentaire.

A l'usage, le profil protéique se révèle, en cancérologie, beaucoup plus fiable et fidèle que les anticorps monoclonaux (rappelez-vous l'exemple des Peugeot 205 GTI roses...). De plus, il a l'avantage de renseigner sur l'état général de l'individu, et d'indiquer les capacités de résistance de l'organisme aux traitements reçus. Cela est vrai aussi dans les autres spécialités. Le suivi d'une personne ayant souffert d'un cancer et des thérapies subies est particulièrement intéressant et prédictif. Dans les suites de cette maladie, tout médecin va tenter de dépister le plus tôt possible une éventuelle récidive, qui sera presque toujours une métastase.

Nous avons vu qu'il fallait attendre que la métastase fasse cinq à sept millimètres pour être détectable par les moyens habituels d'exploration (échographie, scanner ou IRM). C'est peu, apparemment ; en fait, cela représente quelques centaines de milliers, voire millions de cellules cancéreuses. Les médecines modernes doivent refuser ce retard au diagnostic, retard imputable au manque de développement de la biologie de terrain, et entre autres à la non-reconnaissance du profil protéique.

Dans notre expérience personnelle, le profil protéique a eu jusqu'à trois ans d'avance sur les examens radiologiques classiques dans le diagnostic de récidives cancéreuses. Cela donne le temps de mettre au point des thérapeutiques agissant contre les cellules tumorales, alors que celles-ci ne sont pas encore trop protégées par la masse globale de la métastase. En effet, une tumeur sait parfaitement protéger les cellules au sein d'elle-même, afin d'interdire l'action des défenses immunitaires. Dans la lutte contre les maladies, surtout les cancers, le médecin se doit de ne pas perdre les chances de traitements curatifs efficaces.

Diagnostiquer plus tôt permet de traiter plus vite, avec certainement plus de chances de réussite.

Mais l'idéal de la médecine prédictive est de poser le diagnostic du terrain cancéreux... avant que n'arrive le cancer ! Là encore, le profil protéique apporte les preuves de l'existence de certaines inflammations susceptibles de devenir cancéreuses.

En revanche, il est parfois difficile de localiser ces inflammations. Cette pierre d'achoppement représente un réel blocage pour les médecins : savoir que la chose existe sans savoir où elle se trouve !

Ce sera vraisemblablement l'immense difficulté que rencontrera dans les années à venir l'instauration à un niveau général de la médecine prédictive ; nous sommes tous habitués à raisonner sur des faits visibles et palpables. les mentalités devront changer, à moins que ce ne soit la médecine prédictive qui disparaisse ! Le profil est limité par essence, n'utilisant que dix-sept protéines. C'est le meilleur instrument à l'heure actuelle, mais pas encore le bon. La biologie doit aller plus loin. On peut espérer que l'*électrophorèse bidimensionnelle* apportera un peu de précision quant à l'organe ou au tissu atteint...

A côté des grandes pathologies qui font la une des médias, la biologie doit permettre le diagnostic précoce d'affections très invalidantes comme les rhumatismes inflammatoires. Nous savons qu'une spondylarthrite ankylosante ou une polyarthrite rhumatoïde ne naît pas avec le début des douleurs. Les troubles précurseurs sont installés depuis longtemps. Les médecins doivent réagir rapidement afin de tenter d'empêcher le développement naturel de la maladie. Même si le traitement à mettre en route n'est pas reconnu par la Sécurité sociale, le patient doit, dans son propre intérêt, être convaincu de son importance capitale.

Si l'on attend les douleurs — donc la maturité de la maladie — le traitement trop tardif ne pourra plus atteindre les origines pathologiques, mais devra pallier tant bien que mal les manifestations extérieures.

Il n'est pas facile non plus de faire admettre cette vérité au patient, mais une explication bien structurée et logique permet en général de faire passer le message. Savoir que les médicaments officiellement proposés ont tous des toxicités importantes stimule et emporte souvent la décision.

PROFIL HORMONAL

Faire un bilan hormonal sous-entend, pour presque tout le monde, faire un bilan de la sécrétion des hormones sexuelles.

Certes les ovaires et les testicules sont les glandes femelles et mâles par excellence ; mais n'oublions pas qu'existent également la thyroïde, les médullo et cortico-surrénales, l'hypophyse et l'hypothalamus, le pancréas, pour ne citer que les plus importantes.

Le grand centre hypothalamus-hypophyse situé dans le cerveau, en arrière des yeux, a une action extraordinairement large. Il contrôle la faim, la soif, la tension artérielle, le rire et les pleurs, les émotions, le sommeil, la température du corps, la lactation, la croissance, les ovaires et les testicules, la thyroïde, les surrénales et bien d'autres fonctions.

Le pancréas sécrète deux hormones essentielles au métabolisme du sucre : l'insuline et le glucagon. L'insuline favorise la mise en réserve des sucres, alors que le glucagon les utilise pour réénergiser l'organisme. Ces deux hormones n'ont pas des rôles opposés, mais complémentaires. De plus, elles agissent directement sur le comportement hépatique.

L'étude séparée des différentes fonctions hormonales, même approfondie, ne peut permettre une démarche diagnostique cohérente. En revanche, la combinaison de tous les bilans hormonaux amène à la connaissance du comportement général de l'individu. Une glande déficiente ne doit pas voir son traitement complètement dissocié d'une insuffisance hépatique. Le foie est à l'origine d'un grand nombre d'ingrédients nécessaires à la fabrication d'hormones ; à l'autre bout de la chaîne, il est essentiel à l'élimination des hormones fabriquées par les différentes glandes.

Ainsi est-il tout à fait illusoire de tenter de comprendre un fonctionnement hormonal isolément, sans tenir compte de l'ensemble des hormones. Tout un travail doit être mené afin de tenter d'exprimer les fonctions hormonales comme il a pu être fait pour le profil protéique. Les bonnes volontés ne manquent pas, mais la tâche semble difficile.

L'énorme avantage dont nous avons bénéficié pour mener à bien tous les travaux sur le profil protéique a certainement été la formation d'une équipe multidisciplinaire avec des hospitaliers universitaires, des biologistes privés, et quelques trop rares médecins de ville. Malheureusement, les non-hospitaliers ont été rapidement exclus ; il leur a été reproché de sortir parfois des rails rigides de la pensée médicale orthodoxe. Cela a déterminé une diminution des informations essentielles à la bonne compréhension et à l'usage en médecine courante du profil. Souhaitons que les mêmes erreurs ne se reproduisent pas pour la mise au point du profil hormonal ; la médecine n'en sortirait ni grandie... ni gagnante.

NÉCESSITÉ D'ÉVALUER L'IMMUNITÉ CELLULAIRE

La connaissance des capacités de lutte de l'organisme passe par le roc incontournable qu'est l'immunité cellulaire. Ce monde peu connu il y a encore quelques années, envahit les raisonnements médicaux, depuis le début de l'épidémie du SIDA et du virus HIV[3] qui en est responsable.

A la naissance, ou tout du moins rapidement dans les premières heures de la vie, le nouvel enfant aura presque tous les éléments potentiels pour se défendre. Les armées sont en place, mais ne disposent d'aucun ordre de marche. Certaines de ces protections sont en faible quantité ou

3. HIV : *Human Immunodeficit Virus*, virus responsable du SIDA.

immatures et parfois permettent certaines agressions. C'est le cas de l'interféron gamma [4], des interleukines 2 [5] ; de plus, les possibilités d'attraper les bactéries ou les virus (chimiotactisme) sont très faibles. Heureusement, les anticorps fournis par la mère pallient naturellement ces faiblesses pendant plusieurs mois.

Si les attaques sont virulentes et échappent au contrôle des défenses maternelles, un certain nombre de déséquilibres immunitaires peuvent s'installer.

Plus tard, vers l'âge de deux ans, l'immunité se développe et commence à réagir de façon autonome. Cela coïncide avec l'acquisition du langage et le sevrage.

L'immunité deviendra adulte entre sept et onze ans en moyenne : à partir de cet âge l'enfant est vraiment capable de se défendre lui-même. Cela correspond d'ailleurs au développement psychologique évoluant vers la puberté et l'arrivée de l'âge adulte.

L'observation de ces différents parallélismes entre des étapes majeures de la vie immunitaire, psychique et physique est redoutablement riche d'enseignements :

— Le premier concept est que rien n'évolue isolément.

— Le deuxième qui en découle est qu'il existe une unité profonde du développement de l'individu.

— Le troisième, conclusion des deux précédents, est la nécessité évidente de prises en charge thérapeutiques globales et non plus parcellaires comme la médecine classique l'apprend encore à ses étudiants.

1) *Comment évaluer l'immunité cellulaire ?*

Si on voulait définir l'immunité cellulaire dans ses divers aspects, on pourrait dire qu'elle est la capacité qu'a l'individu :

4. Interféron : produit fabriqué par une cellule infectée par un virus pour « avertir les cellules voisines de la présence du virus », afin que ces cellules puissent fabriquer rapidement des défenses anti-virales.

L'interféron gamma est une sorte particulière d'interféron.

5. Les interleukines sont fabriquées par des lymphocytes pour faciliter le passage de l'information immunitaire afin d'obtenir la réponse la mieux adaptée à l'agression d'un antigène quelconque.

— de reconnaître un étranger ;
— de le photographier ;
— puis de photocopier ou de reproduire l'image reçue pour la stocker dans des « armoires » spécialisées (cellules-mémoires) ;

Ensuite, commence une *phase défensive* avec envoi et stimulation de tueurs spécialisés et de cellules toxiques directes contre l'ennemi.

Simultanément a lieu une *phase offensive* où l'on fait passer le message aux centrales productrices d'anticorps (lymphocytes B de l'immunité sanguine) qui seront beaucoup plus aptes à éliminer définitivement l'intrus, ou à le paralyser totalement.

La *première phase* fait appel à :
— des lymphocytes dits « T », globules blancs ayant été éduqués au contact du thymus, avec leurs sous-classes des T3, T4, T8[6], elles-mêmes divisées en :
— T4 salvateurs réels, et T4 activateurs ;
— T8 toxiques contre les cellules étrangères ou reconnues comme telles, et T8 freinateurs de la réaction immunitaire ;
— cellules naturellement tueuses, les Natural Killers.

La *deuxième phase* implique une coopération d'information entre les lymphocytes T de l'immunité cellulaire et les lymphocytes B qui sont les fabricants des anticorps circulant dans l'organisme.

La réaction immunitaire normale se manifeste comme une boucle, la *boucle immunitaire*. Elle représente l'arrivée de l'antigène dans l'organisme, sa reconnaissance par des macrophages qui vont présenter la partie intéressante à des lymphocytes T. Ceux-ci envoient l'information vers des photocopieuses (cellules-mémoires), puis :
— soit stimulent des toxiques contre l'antigène (lymphocytes T8 cytotoxiques) ;

6. La mesure de ces différentes classes et sous-classes donne — entre autres — le fameux rapport T4/T8 permettant le suivi d'infections multiples, dont le SIDA ne représente qu'une infime indication.

— soit coopèrent avec des lymphocytes B (immunité humorale mesurée dans le profil protéique) qui feront fabriquer des anticorps adaptés spécialement à l'antigène.

Les lymphocytes T peuvent être considérés comme les spécialistes du combat rapproché, tandis que les lymphocytes B combattent à distance en envoyant et en téléguidant les anticorps.

Connaissant mieux les différents acteurs qui « jouent » le registre de l'immunité et de sa régulation, il devient relativement aisé d'estimer la valeur de leur représentation. Par exemple, les anticorps circulant dans le sang sont dosés sous forme d'immunoglobulines désignées par l'abréviation Ig : trois immunoglobulines (IgM, IgG, et IgA) sont la réponse sanguine (= humorale) de l'organisme à une attaque immunitaire. Il en existe deux autres : les IgE qui témoignent en général d'un terrain allergique, et les IgD qui signent une permissivité trop importante de la part de l'organisme autorisant de multiples infections ou affections. La technologie des laboratoires permet actuellement de donner en quelques heures les valeurs essentielles de l'immunité cellulaire.

Pourquoi donc se priver d'un examen fondamental dans la définition du terrain des patients ?

2) *Comment déceler une infection virale chronique inapparente*

Nous avons, tout au long des différents chapitres, fréquemment parlé des virus et des infections virales en évoquant souvent leurs responsabilités dans le déclenchement de trop nombreuses pathologies importantes.

Qu'est une infection virale chronique ?

Elle survient lorsqu'un organisme, attaqué par un virus, réussit à balayer la phase aiguë de la maladie, sans contrôler totalement le virus. Ce dernier ne donne plus les signes classiques de la maladie, mais

— soit il agresse à bas bruit le système immunitaire et « ronge » les défenses de celui-ci ;

— soit il entraîne de la part de l'organisme une

sécrétion permanente d'anticorps et de facteurs de croissance des cellules produisant les anticorps.

Dans les deux cas, on se retrouve devant une situation absurde dans laquelle l'individu ne souffre plus de la maladie virale, mais où son système de protection immunitaire subit une attaque larvée déstabilisatrice. Laisser ces minages profonds faire leur œuvre revient à laisser s'installer un déséquilibre immunitaire évoluant, en fonction des « prédispositions » du terrain, vers une pathologie organisée qui n'apparaîtra que dans trois, sept, dix ans ou plus !

Là encore, la numération des différents groupes de lymphocytes et l'étude de leur rapport révélera la nature du déséquilibre[7].

Le médecin disposera ainsi de toute une gamme de renseignements biologiques permettant de dater la maladie et d'intervenir sans attendre les dégâts irréversibles.

C'est une véritable estimation du terrain qui commence !

3) *Réaction immunitaire*

La production pérennisée d'anticorps (= immunoglobulines) à la suite d'une infection virale est le type même de la réaction immunitaire classique. En général, rien dans l'examen clinique (= examen du corps) de la personne n'indique un tel processus. Il faut parfois un flair à la Sherlock Holmes pour être attiré par :

— une fatigabilité un peu surprenante ;

— quelques ganglions typiques ;

7. La numération des lymphocytes T4 et T8, ainsi que le calcul de leur rapport T4/T8, oriente vers une pathologie virale seule et isolée (T4/T8 < normal) ou vers une affection de système ou une connectivité (T4/T8 > normal).

Puis une étude des sous-populations aborde les lymphocytes témoins d'une agression antigènique certaine (lymphocytes T Activés), d'une responsabilité virale (Natural Killer, lymphocytes T Activés, T8 cytotoxique), d'un début de maladie de système (lymphocytes T8 Suppresseurs et T8 cytotoxiques). Une stimulation et une coopération immunitaire trop violente entre l'immunité cellulaire et l'immunité humorale (sanguine) se traduit souvent par une forte augmentation des lymphocytes B.

— une réaction inhabituelle à un vaccin anti-grippe ou autre ;

— un interrogatoire minutieux portant sur les maladies antérieures pourra orienter vers une infection virale passée plus ou moins inaperçue, comme une mononucléose infectieuse.

Une analyse de sang classique va peut-être montrer une légère augmentation des globules blancs (ou un rapport inversé entre eux). Seule une détermination du terrain pourra poser le diagnostic.

Un examen simple comme le profil protéique

— confirme ou non la réaction immunitaire ;

— renseigne sur l'état inflammatoire éventuel de l'organisme ;

— évalue l'état des défenses ;

— suspecte une responsabilité virale ou bactérienne ;

— et évoque la possibilité de début de maladie immunitaire ou de système.

Si besoin est, une estimation de l'immunité cellulaire devra être réalisée. Ainsi, le terrain enfin précisé, une attitude thérapeutique cohérente pourra faire surface.

4) *Dysrégulation immunitaire*

Une réaction immunitaire se traduit par l'élévation « forcenée » de deux ou trois immunoglobulines.

Le déséquilibre de la sécrétion d'*une seule* immunoglobuline (anticorps) est une dysrégulation immunitaire, premier pas de l'organisme vers une affection importante :

— maladie de système ou maladie auto-immune ?

— début de maladie du sang ou de la lymphe (hémopathie) ?

Une infection, qu'elle soit virale ou bactérienne, mal éliminée par l'organisme va, par la persistance de sa « demande » immunitaire, entretenir la sécrétion d'une immunoglobuline, fréquemment l'IgD ou l'IgM, plus rarement l'IgG ou l'IgA.

Ce phénomène traduit la stimulation permanente de facteurs de croissance par une anomalie résiduelle :

— persistance de virus ou de particules virales non éliminées malgré le traitement ;

— mauvais réglage « en retour » de la réaction immunitaire qui aurait dû être arrêtée par la thérapeutique après l'élimination de la cause microbienne ;

— réaction débutante de l'organisme contre lui-même, par non respect de son soi biologique.

Si cette réaction ne s'interrompt pas, les facteurs de croissance peuvent stimuler la formation d'autres produits immunitaires, entre autres des lymphocytes B ; ce trouble ressemble à une maladie sanguine maligne et s'appelle la *cancérisation des lymphocytes B.*

— Ne pas savoir sur quel terrain évolue une maladie ;

— ignorer, par absence de suivi biologique, l'impact réel de la thérapie ;

— vouloir à tout prix supprimer un symptôme en ignorant délibérément la cause ;

sont les attitudes que tout médecin doit bannir,

Mais :

— Déterminer avec précision le terrain sur lequel évolue la pathologie ;

— orienter le traitement, afin d'éviter des méprises thérapeutiques apparaissant plusieurs années plus tard, *ouvre lentement le chemin de la médecine prédictive ; permettons-lui d'être !*

5) *Comment diagnostiquer un début de maladie auto-immune ?*

Ce processus d'auto-immunité auquel un grand nombre de pathologies semblent liées, qu'est-il dans l'architecture du terrain ?

Il s'agit, comme on le sait depuis le chapitre 2, d'une désorganisation du système de reconnaissance de ses propres cellules et tissus. Le réseau de défense et d'attaque, en fait le système immunitaire, ne respecte plus une partie de l'entité de l'individu, la prend pour une étrangère, et tente de l'éliminer ou de la détruire.

Pour diagnostiquer un début de pathologie auto-immune, le profil protéique sera encore un outil irremplaçable, capable de révéler deux aspects fondamentaux :

— la persistance anormale d'une réaction immunitaire ;

— l'existence de marques de lutte, de défense et d'attaque dans le système des lymphocytes[8] ;

Puis, pour affiner la situation de la maladie sur le terrain, l'étude de l'immunité cellulaire indique :

— une responsabilité virale stabilisée ou encore évolutive ;

— la maladie de système ou auto-immune établie, en voie de passage à la phase d'état ;

— la défaillance et la dépression immunitaires, ou au contraire une réaction très favorable de l'organisme ;

— l'aspect énergique ou non de la réponse de l'organisme à l'agression,

— surtout *des orientations quant aux traitements à proposer ;*

— et la susceptibilité de bien ou mal réagir aux thérapeutiques.

Si ces phénomènes de mauvais contrôles immunitaires se situent dans les cartilages et les muqueuses entourant les articulations[9], la maladie qui se structure sera très certainement rhumatismale. Elle donnera ses premiers signes « extérieurs » dans deux, trois ou dix ans, au

8. Le premier aspect est révélé par l'augmentation des immunoglobulines habituelles : IgM, IgG, IgA.

Le second se retrouve par la présence :

— de signes biologiques exprimant les stimulations de la production des cellules fabriquant les anticorps (« stimulation lympho-plasmocytaire ») ;

— et de complexes de lutte circulants ou stagnants dans l'organe cible (immuns complexes circulants ou déposés).

9. On appelle synoviale cette muqueuse tapissant la périphérie de toute articulation et fabriquant la synovie, véritable huile des articulations permettant un fonctionnement harmonieux des cartilages osseux. En cas de traumatisme, cette synovie s'enflamme, et va produire trop de liquide : c'est l'épanchement de synovie.

moment où le système immunitaire complètement débordé, laissera s'envoler les symptômes. Nous entrerons dans la phase de la défaite de la médecine, là où la maladie a gagné !

On ne peut plus guérir, mais simplement tenter d'enrayer le processus, et de limiter « la casse ».

Agir en temps voulu aurait simplement donné une sérieuse chance d'inhiber le processus, en économisant des sommes importantes d'argent à la collectivité ; en effet, une fois ce type de maladie installé, c'est toute une cascade d'hospitalisations, d'arrêts de travail, d'interventions chirurgicales, de traitements coûteux et iatrogènes qui s'instaure ! Rappelons que *iatrogène* se dit d'un médicament ou d'une thérapie médicale déclenchant des troubles et agressions d'un organe ou d'un tissu de l'organisme, comme les anti-inflammatoires. L'aspirine peut être iatrogène lorsqu'elle déclenche des brûlures ou un ulcère d'estomac.

Les premières estimations évaluent le coût de la médecine prédictive au dixième du prix de revient de la même pathologie prise à son stade d'état.

Camarade, choisis ton camp !

Les exemples de maladies auto-immunes prévisibles et diagnosticables à l'avance sont légion et prouvés très scientifiquement. Nous en citerons deux :

— les arthroses et arthrites, secondaires aux infections répétées de *streptocoques* des classes A ou G ou C [10], si le sujet a un locus HLA B35 ;

— certaines inflammations du pancréas pouvant déboucher sur un diabète ; un malade fragile qui fait une rubéole, des oreillons ou une infection virale à coxsackie (virus fréquemment retrouvé dans les intestins), peut parfaitement compliquer cette infection (toute simple

10. Une famille bactérienne recouvre toujours des « sous-familles », comme pour le streptocoque. Les sous-familles de streptocoques sont différenciées par des lettres (A, B, C, D, F, G), dont certains comme les A, C, ou G sont les plus pathogènes chez un hôte porteur du locus HLA B35.

habituellement) par un diabète... s'il a dans sa fiche l'un des HLA : DR3 et/ou DR4, B8 et/ou B15. Notez toujours l'importance du « si » qui gouverne les développements de maladie...

Aussi, pourquoi vouloir vacciner à tout prix tout le monde contre la rubéole au risque de déclencher, chez quelques sujets qui ont des « si » de prédisposition, des pathologies extrêmement graves.

Ce vaccin anti-rubéole comme tous les vaccins vivants atténués, est particulièrement dangereux car si le sujet n'a pas atteint sa maturité immunitaire, il n'y aura pas de réaction correcte pour annihiler la circulation du virus, qui pourra causer des dégâts là où il va se déposer, ainsi que nous l'avons vu à propos du pancréas.

LE TYPAGE DES HLA

Toute personne en France a droit à un numéro d'inscription à l'INSEE, numéro qui est le même que celui retenu par la Sécurité sociale. Ce numéro caractérise le sexe, puis l'année, le mois et le département de naissance, le numéro de la commune et le numéro d'inscription dans les registres d'état civil de cette commune. On identifie ainsi la personne très précisément. *C'est par essence le numéro d'inscription à l'administration.*

Imaginez une administration regroupant tous les tissus humains du monde, avec une classification selon leurs différentes spécificités :

— de *classe I* spécialisée dans :

- les rejets de greffes,
- la réponse toxique contre les virus ou les produits chimiques,
- la réaction allergique ;

— de *classe II* réservée :

- à la présentation de l'étranger (= antigène) ou supposé tel,
- à l'activation ou la suppression de la réaction immunitaire vis-à-vis de l'étranger,

• à l'autoreconnaissance de l'individu.

Cette classification existe, nous l'avons entrevue au chapitre du soi biologique, et elle groupe les différentes catégories de « sites » ou loci HLA existant à la surface de presque toutes les cellules de l'organisme. Elle est alphanumérique, c'est-à-dire qu'elle est exprimée en lettres et en chiffres :

La classe I héberge les groupes A, B, Cw, avec 23 A, 49 B et 8 Cw.

La classe II compte à l'heure actuelle 16 DR, 19 DW, 3 DQW, 6 DP.

Ces groupes forment ce que le Pr Dausset a appelé le *Groupe HLA : Human Leukocyte Antigen.* Le terme « humain » est nécessaire, car dans presque chaque espèce animale existe l'équivalent de cette classification immunitaire. On l'appelle également le *complexe majeur d'histocompatibilité (CMH).* L'histocompatibilité signifie la reconnaissance de la compatibilité des tissus (=*Histo*) d'un même organisme ; c'est la reconnaissance de l'individu par lui-même, avec en corollaire la capacité de « non-reconnaissance » d'un intrus. *Se reconnaître soi-même entraîne l'axiome de ne pas s'auto-attaquer, tout en rejetant l'étranger.*

Ces chiffres et lettres désignent les « noms de famille » et « prénoms » des loci HLA, qui s'appellent par exemple B 27, ou DR 1...

Puis de grands noms de la médecine, avec un cocorico pour le prix Nobel reçu en 1980 par le Pr Dausset, ont établi des corrélations entre l'existence de différents groupes HLA et la possibilité de « fabriquer » certaines maladies.

Ainsi, on peut remplacer la notion de terrain par « la prédisposition à... » développer telle ou telle maladie, si...

Des exemples d'applications à ne pas oublier fourmillent. Un parmi tant d'autres, celui du CW3 : il prédispose à faire des réactions immunitaires aux vaccins antivirus !

Les groupes DR1, DR4, ou DW14 sont susceptibles de

développer une polyarthrite rhumatoïde s'ils rencontrent et ne contrôlent pas le virus de la mononucléose infectieuse.

Le terme prédisposition implique bien sûr qu'un groupe prédisposé ne fera pas systématiquement la maladie : il y a d'autres facteurs prédisposants ou protecteurs qui ne sont pas tous élucidés.

Déterminer le complexe majeur d'histocompatibilité est simple. Il suffit d'une prise de sang. On sait que les globules blancs sont porteurs des sites HLA à leur surface. Les techniques de laboratoire sont suffisamment performantes pour, utilisant des « chiens policiers » comme on l'a vu, retrouver sur la paroi des globules les loci déterminant le typage des HLA. Cet examen est actuellement onéreux (de 1 150 à 2 000 francs en fonction des laboratoires), non remboursé par la Sécurité sociale car étant assimilé à la recherche d'un groupe sanguin. On ne le demande qu'une fois, puisque ces sites sont déterminés par les chromosomes, donc invariables toute la vie. Il sera facile, le jour où l'on voudra mettre en route une véritable médecine prédictive, de trouver l'argent pour déterminer ce soi biologique. Il en coûtera moins cher que de traiter des pathologies lourdes ayant échappé au flair médical par ignorance des prédispositions aux maladies.

CONCLUSION

Nous sommes à l'aube d'une vraie médecine.

— L'immunité cellulaire permet de préciser le mode d'agression dont souffre l'organisme et la violence du combat, tout en statuant sur les capacités de réponses défensives ou d'attaque du sujet.

— Quant au typage des HLA (ou détermination du CMH), il détecte l'ensemble des prédispositions qu'a chaque personne de développer telle ou telle maladie.

— Le profil protéique donne l'aspect du terrain au jour le jour. Cependant, aussi révolutionnaire soit-il, il est encore trop limité ; le fait de n'utiliser que dix-sept ou vingt protéines grève les possibilités d'étendre le diagnostic biologique. C'est cependant un début. Il existe dans l'organisme plusieurs milliers de « sous-protéines » qui renseigneront beaucoup plus fidèlement le médecin sur l'état profond du patient. L'analyse de sang qui aborde ces protéines s'appelle l'électrophorèse bidimensionnelle. Il s'agira d'analyser ses résultats avec la même philosophie que pour le profil protéique. Mais, autant le profil protéique avec ses dix-sept protéines peut être visualisé et interprété par le cerveau humain, manipuler quelque deux cents, trois cents ou trois mille protéines ensemble, demande l'aide de systèmes experts informatiques.

Il nous apparaît à l'évidence que la biologie de demain sera très performante et très prédictive. Il s'agit de bien l'aborder pour ne pas la laisser dans des ornières où elle risque de s'enfoncer.

Antécédents personnels et familiaux

Dans une société qui préfère privilégier les traitements lourds, coûteux, tardifs et ne pouvant prétendre à la guérison véritable d'une pathologie, il est logique de ne pas s'attendre à une mise en place à court terme d'une réelle médecine prédictive. Cependant, il est toujours possible de s'arranger avec les quelques rares libertés qui restent encore à la médecine appelée libérale.

L'impossibilité (administrative) de connaître les prédispositions de tout enfant nouveau-né doit être contournée. C'est la connaissance exacte (ou la plus exacte possible) des maladies des ascendants, des collatéraux ou de l'enfant lui-même, qui oriente vers la nécessité d'examens biologiques afin d'établir les lignes maîtresses de son terrain.

ARBRE GÉNÉALOGIQUE DES PATHOLOGIES FAMILIALES

Il existe des familles « à diabète », « à rhumatismes », « à cancers », « à troubles cardiaques » ou autres. Ce sont des suites familiales de maladies, qui sans avoir le côté héréditaire de certaines pathologies (transmises automatiquement par les chromosomes comme les myopathies), se retrouvent de génération en génération.

Par exemple, l'arrière-grand-père maternel a fait une maladie rhumatismale invalidante avec déformations des articulations, le grand-père maternel a souffert d'une polyarthrite rhumatoïde, la mère fait elle aussi une polyarthrite rhumatoïde, la sœur aînée (âgée de huit ans) débute une arthrite chronique juvénile[11]. Quand faut-il faire les vaccins du dernier qui vient de naître ? N'importe quel médecin se poserait la question, mais comment scientifiquement répondre ?

L'attitude la plus logique est de *ne pas agresser l'immunité de l'enfant.* Dans ce cas, la loi immunitaire interdit de pratiquer tout vaccin vivant atténué avant l'âge de la maturité immunitaire.

La première prescription médicale consistera à contre-indiquer les sept vaccins déjà cités : BCG, anti-rougeole, anti-oreillons, anti-rubéole, fièvre jaune, anti-poliomyélite Sabin (oral) et anti-variole (plus ou moins abandonné). Nous verrons plus loin ce que l'on doit penser de ces vaccinations actuellement.

La seconde, à évaluer les susceptibilités de l'enfant de développer une polyarthrite rhumatoïde. La détermination du *complexe majeur d'histocompatibilité* (CMH = HLA) est impérative. Si l'enfant présente un locus HLA DR4 ou DR1, il a de fortes chances d'être atteint un jour par la polyarthrite rhumatoïde ; s'il a un locus DR5 et/ou DR8, il sera plutôt prédisposé à développer une arthrite juvénile comme sa sœur.

Le vacciner par un des sept vaccins énumérés plus haut serait un véritable crime qui reviendrait à agresser volontairement (et avec peu de logique scientifique) un sujet

11. L'arthrite chronique juvénile est une forme similaire de polyarthrite rhumatoïde atteignant les jeunes avant la puberté en général. Cependant, les prédispositions génétiques ne retrouvent pas le HLA DR4, mais plutôt les DR5 et DR8.

prédisposé à une affection redoutable, et à lui fournir le plus sûr moyen de faire cette maladie !

Enfin, il est indispensable de surveiller le terrain de cet enfant pour être à l'affût de la moindre dépression immunitaire ou infection virale traînante. Un profil protéique et l'étude des populations lymphocytaires seront nécessaires et souvent suffisants pour cela. Si apparaît une réaction immunitaire persistante après un épisode grippal (infection virale), ou dans les suites d'une mononucléose infectieuse[12], il va falloir mettre au point un traitement susceptible d'enrayer le processus qui, plusieurs années plus tard, amènerait sinon au développement de la polyarthrite rhumatoïde.

INTÉRÊT DE L'ÉTUDE DES RÉACTIONS PERSONNELLES

Deux exemples suffiront à illustrer l'intérêt de l'enquête que doit effectuer un médecin, et auquel le patient doit répondre de manière précise, sur les problèmes de la petite enfance et de la jeunesse, surtout alimentaires et infectieux.

1) *Réactions immunitaires*

En dehors de cas parfois cruels de maladies fréquemment rencontrées dans la famille, il faut savoir observer l'enfant au cours des premières années de la vie, puis lorsqu'il fera les premières maladies infantiles et ensuite lors de sa vie d'adolescent. Un enfant qui fait des infections ORL répétées (rhinopharyngites, angines, otites), avec poussées de température ne sera pas forcément plus fragile qu'un autre. La fièvre signe une forte lutte de son organisme contre l'étranger ; il faut que la mère (ou le père) accepte ce fait, et ne fasse pas systématiquement tomber la température. Bien sûr, au-delà de 39,5°,

12. N'oublions pas que le virus Epstein Barr de la mononucléose infectieuse, est un des grands « initiateurs » de polyarthrite rhumatoïde.

celle-ci doit être combattue pour éviter les risques de convulsions, mais toute fièvre ne nécessite pas une prise de médicaments.

En revanche, l'enfant qui présente des surinfections permanentes à toutes rencontres virales, qui ne sait pas se débarrasser d'une petite grippe, qui « attrape » tout ce qui passe, devra être suivi. Ici, le terme de suivi ne signifie pas que la médecine soit toujours en arrière. Le suivi suppose la connaissance de la personne à suivre. Le terrain vous dis-je, le terrain ! Eh oui ! situer le terrain est le meilleur suivi qui existe, permettant non plus d'être à la traîne, mais de se tenir au niveau d'évolution de la maladie !

Un adolescent qui fera systématiquement des poussées de température après chaque vaccination devra se méfier. Ces fièvres signent la mise en jeu violente d'interférons et d'interleukines, témoins d'une agression du système immunitaire. La première précaution à prendre est de trouver le pourquoi de ces réactions en étudiant le terrain, puis d'éviter tout nouvel assaut vaccinal. Les vaccins vivants atténués, même chez cet adolescent seront proscrits totalement ; ne pas faire de vaccins associés non plus. En fait les seuls vaccins que je recommande[13] sont *les vaccins antipoliomyélite injectable et antitétanos.* Il est préférable de les faire séparément.

2) *Allergies alimentaires*

Un point très important, laissé pour compte par la médecine classique, mais que tout médecin se doit de connaître correctement est celui des habitudes et comportements alimentaires de la petite enfance. On fera appel aux témoignages maternels d'intolérance à certaines nourritures. Trop de patients paient un lourd tribut à des allergies alimentaires méconnues car non reconnues en tant que telles, voire niées complètement par certains médecins.

13. Afin de bien préciser cette position, je spécifie que c'est une attitude tout à fait personnelle, rejoignant celle de quelques médecins et immunologistes. Ce raisonnement ne fait pas pour autant l'unanimité.

Un jeune enfant possédant « encore » son instinct peut manifester de véritables réactions allergiques à tel ou tel aliment.

Prenons le cas le plus fréquent, celui du lait. Rien à signaler durant l'allaitement ; mais au moment du sevrage, surviennent des diarrhées, des vomissements, des malaises. Rapidement, le lait de vache est incriminé et supprimé. Tout rentre dans l'ordre... jusqu'au moment de la diversification de l'alimentation.

Un yogourt, un fromage blanc, du fromage et tout se passe à peu près correctement. Puis, à l'âge de sept ou huit ans, apparaissent des troubles digestifs : pesanteur après les repas (appelées savamment « post-prandiales »), vagues colites intestinales étiquetées nerveuses, alternance de diarrhées modérées et de constipation.

A la puberté, fleurit une acné importante dite juvénile, avec toujours les colites devenues médicalement spasmodiques. On donne des antibiotiques pour lutter contre l'acné, qui parfois s'améliore, mais s'accompagne de troubles intestinaux majeurs classés alors de spasmophiles.

Vous avez dit spasmophilie ? Alors, il faut du calcium ! Mangez des laitages, c'est bon pour la santé... même si cela majore vos troubles intestinaux.

Mais au fait, combien la vache prend-elle de comprimés de calcium pour fabriquer ses trente-cinq litres de lait le soir ? Aucun !

Au-delà de huit ans, deux personnes sur cinq ne peuvent plus digérer le lait de vache... le calcium ne pourra donc être absorbé ! Passé cet âge, en effet l'homme perd la capacité de fabriquer une enzyme, *une lactase*, essentielle à la digestion des laits et laitages de vache !

Alors, que se passe-t-il ? L'organisme n'est plus assez agressé pour développer une réelle allergie alimentaire avec extériorisation pouvant permettre le diagnostic immédiat. Le système digestif ne peut cependant pas se débarrasser des molécules de lait qui l'intoxiquent, favorisent ballonnements et spasmes, et amènent fréquemment des infections de peau (acné), d'urine (cystite et infection urinaire), ou de l'ensemble ORL. Les traitements antibiotiques aggravent le déséquilibre de la flore favorisant la fatigabilité, la mauvaise assimilation des aliments. Des déperditions d'oligo-éléments, de magnésium, de calcium font alors diagnostiquer une spasmophilie, là où aucun trouble spasmophile n'existait... au début !

Ce petit résumé des pathologies possibles passe sous silence l'intoxication hépatique avec insuffisance hépatique, « crise de foie », et mini-hépatite chronique...

Un pari ?

Essayez de supprimer pendant six à huit semaines tout apport de lait, de laitage, de yogourt, de fromage, mangez des légumes frais au cours des repas et des fruits en dehors.

Tirez seul les conclusions de vos constatations.

Le calcium des fruits et des légumes est directement assimilable par l'organisme humain, sans aucune toxicité !

CHAPITRE 6

Ouvertures thérapeutiques : la médecine prédictive

Enfin nous pouvons aborder le chapitre essentiel de cet ouvrage, celui dont tout médecin sortant de faculté devrait être imprégné :

Non plus attendre pour traiter la maladie installlée, mais prévoir l'installation de cette maladie, la contrôler et l'éliminer !

Rude tâche semble-t-il.

Nous venons de le voir, un bon développement de la recherche et une excellente connaissance de la biologie moderne ouvrent le champ aux diagnostics des maladies non encore exprimées, mais que le terrain défaillant de l'individu laisse s'installer.

Prédiction par connaissance des prédispositions

L'application des travaux effectués sur la prédisposition des individus à faire des maladies à partir de leur typage HLA (ou CMH) trouve ici sa pleine expression.

Un exemple frappant recouvrant toute la médecine prédictive et préventive :

— la présence d'un HLA DR3 prédispose à faire des réactions explosives à toute stimulation immunitaire ;

— le diabète grave de l'enfant est retrouvé préférentiellement chez les DR3 et DR4 ;

— les vaccins contre-indiqués avant la maturité immunitaire (six à onze ans) sont tous les vaccins vivants atténués.

Comment prendre un risque aussi important qu'agresser l'organisme en transgressant les lois de l'immunité, sans prendre un minimum de précautions ?

Faire au moins une estimation de l'immunité cellulaire pour ne pas tomber dans une période de difficulté immunitaire.

Reconnaître une réaction immunitaire dans les immunoglobulines en les mesurant, avec recherche des protéines-témoins de fragilités vaccinales. La réalisation d'un profil réduit avec quelques protéines clefs est parfaitement au point pour renseigner sur l'état immunitaire de l'enfant. La dépense de santé pour définir ce jeune terrain est ridicule en regard du risque à éliminer.

En revanche, que coûtent deux jours d'arrêt de travail d'une mère obligée de surveiller son fils faisant une grosse réaction fébrile après un vaccin mal supporté parce que administré sans aucune précaution ?

A l'époque des grands progrès scientifiques, des prouesses chirurgicales et des sauvetages néonataux, que de telles erreurs médicales presque volontaires semblent misérables. Nul n'est censé ignorer les lois immunitaires.

Une longueur d'avance sur la maladie

A la naissance, chaque être humain vient au monde avec « sa valise » contenant des prédispositions à faire telle ou telle maladie, disions-nous au début de ce livre. Et nous ajoutions qu'*en aucun cas cette valise n'est la maladie...*

Tout médecin a aujourd'hui à sa disposition les moyens de connaître ces potentialités pathologiques d'un individu, et surtout de protéger le soi biologique afin d'éviter que les prédictions ne se réalisent. Traiter précocement le trouble, avant que n'apparaissent les premiers signes cliniques de la maladie, et ce faisant, déjouer celle-ci, devient possible grâce aux nouvelles définitions du terrain.

Les médecins et les patients ont tous intérêt à ce que la médecine structurée aborde le corps humain dans son entité tant physique que psychique. Les moyens diagnostiques actuels permettent cette approche « holistique ». Comment utiliser ces données dans les différentes spécialités médicales ?

Nous passerons en revue quelques-uns des exemples les plus typiques :

— maladies cardio-vasculaires ;
— déséquilibre hormonal ;
— réaction immunitaire ;
— maladie auto-immune ;
— réactions vaccinales...

MALADIES CARDIO-VASCULAIRES

Fini le temps de constater simplement que l'artère est farcie d'athérome, que l'infarctus s'est produit la veille, que les coronaires sont dures comme de la pierre, que l'artérite a débuté tranquillement.

Les maladies cardiaques et artérielles sont responsables d'une mortalité nettement plus importante que le cancer et le SIDA réunis.

Les moyens biologiques actuels permettent de « prédire » un avenir de cardiopathie et d'artériopathie avant que ne s'installent les premiers signes cliniques de la maladie. C'est une révolution complète en cardiologie où l'électrocardiogramme et l'échocardiographie ne seront plus les examens de référence : la biologie révèle des troubles artériels de longues années avant eux. C'est le même processus de diagnostic que pour la maladie de système.

Les grands facteurs de risque des pathologies cardio-vasculaires sont l'alimentation et le tabac. Nous n'allons pas nous attarder sur le tabac, la seule attitude logique étant de ne pas fumer. Avaler la fumée d'une seule cigarette (peu importe la qualité) suffit à modifier l'électrocardiogramme, même chez le sujet sain et sportif ! Imaginez ce qui se passe chez les enfants d'un couple de fumeurs !

Le comble est l'état d'intoxication faisant perdre toute éducation et toute retenue au fumeur.

J'ai personnellement assisté un soir au couronnement de la goujaterie, lorsque dans un restaurant une femme enceinte demanda ironiquement à un de ses voisins qui fumait un cigare, s'il ne désirait pas éviter de fumer. Celui-ci avait pendant tout le repas parlé haut et fort de prévention du cancer, des examens intestinaux qu'il avait subis (discussion étrange dans un restaurant) pour rechercher un éventuel polype. Quelle ne fut pas la surprise de tous lorsqu'il répondit péremptoirement que lorsqu'on ne supportait pas la fumée du tabac, on ne sortait pas au restaurant ! Étrange prévention !

Supprimer le tabac revient à supprimer trois maladies cardio-vasculaires sur quatre, mais aussi à voir disparaître un cancer sur trois... quel que soit le type de cancer (de la gorge, du poumon, de la langue). Les plus fréquents chez les fumeurs après les cancers ORL-bronches-poumons sont ceux des intestins, de la vessie, de la peau, mais également du sein, du col de l'utérus et du haut appareil digestif (œsophage, estomac).

1) *Précautions alimentaires*

La classique suppression des graisses, en préconisant de manger du bœuf grillé sans son jus, ne tient pas deux minutes de réflexion. Le système digestif humain ne sait pas (ou peu) digérer les graisses des animaux « à quatre pattes ». Recommander le bœuf avec ou sans son jus, c'est ignorer cette loi biologique.

Cent soixante grammes de filet de bœuf grillé apportent dans l'organisme autant de mauvaises graisses que soixante grammes de beurre cuit !

Nous avons vu au chapitre sur l'alimentation que l'homme ne sait bien « découper » que les acides gras

« non saturés », comme ceux des poissons et des volailles.

Mangez les graisses qui volent ou qui nagent !

D'où l'adage : *Les viandes les plus maigres sont toujours plus grasses que les poissons les plus gras !*

De plus, toute viande quelle qu'elle soit, est beaucoup mieux digérée accompagnée de fibres végétales.

On a beaucoup écrit sur l'action anticholestérolique des pommes et des huiles contenant différents acides gras. Il faut manger au moins trois pommes crues par jour, en dehors des repas.

Une autre technique alimentaire de bon aloi utilise la compétition des bonnes et des mauvaises graisses : s'il y a surcharge en « bonnes graisses », celles-ci vont se fixer en priorité sur les récepteurs de cholestérol, limitant ainsi le dépôt de mauvais cholestérol.

Le mélange idéal anti-cholestérol est approché avec les huiles de colza et de soja. Mais il n'apporte pas toujours suffisamment de vitamines ; aussi, *le mélange suivant, sans être parfait, est-il recommandable, parce que « passe-partout » : 1/4 tournesol, 1/4 colza, 1/8 olive, 1/8 carthame, 1/8 sésame et 1/8 soja.* Vous faites ce mélange et en ingérez la valeur de trois cuillères à soupe par jour, réparties sur les aliments dans l'assiette, et non chauffées. C'est un véritable médicament. Huiles vierges, me direz-vous ? Aussi surprenant que cela paraisse, les études ont été effectuées avec des huiles du commerce, ni vierges, ni de première pression ! Il semble que, plus que la valeur nutritive des huiles, c'est le mélange des acides gras qui soit remarquable.

Le fin du fin est de manger un kilogramme et demi de saumon frais tous les jours ! Une étude a démontré l'absence de toute pathologie cardiaque sur des Nordiques se nourrissant de ce poisson à titre principal.

2) *Extraits du colchique*

A côté des préventions alimentaires, un très vieux médicament semble avoir un impact sur la bouillie cholestérolique qui se dépose repas après repas dans les artères. Il s'agit d'un dérivé du colchique, la colchicine. On n'en connaît pas encore le mode d'action réel, mais il se peut que ce soit la combinaison de propriétés anti-inflammatoires (remarquables dans la crise de goutte) et antimultiplication cellulaire. Mais, la colchicine a un effet diarrhéique, qui peut être évité en utilisant la teinture de colchique, vendue comme telle en pharmacie.

Associée aux traitements à visée immunitaire, la colchicine prise par cure, agit vraisemblablement contre l'aspect « cancéreux » de la maladie représenté par la prolifération « tumorale » des cellules musculaires lisses de la paroi artérielle.

3) *Où l'on reparle des virus*

Maintenant qu'il est admis que certaines affections artérielles sont de véritables maladies de système, il est tout à fait logique de rechercher les virus initiateurs de la maladie. On en connaît deux pour l'instant, le virus de l'Herpès I [1], et le CytoMégaloVirus (CMV).

Une famille présentant de nombreux cas d'hypertension artérielle, devra se méfier de ces deux virus. Savoir déceler une mauvaise réaction immunitaire en présence d'une poussée d'herpès chez une personne à risque cardiaque ou artériel, est un moyen sobre et efficace de prédire les pathologies à venir.

Le profil protéique est une source de diagnostics surprenante dans de tels cas *(quelques protéines sont suffisantes pour évaluer précisément le risque artériel : IgM, IgA, Facteur 4 du complément, apolipoprotéine B et A1, haptoglobine, C1 glycoprotéine et protéinase inhibitor).* Mais là où il atteint les sommets de l'aide médicale, c'est dans le contrôle de l'impact du traitement. Que l'on soit allopathe, homéopathe, acupuncteur ou autre médi-

1. Herpès I : virus classiquement reconnu comme responsable des herpès des lèvres, l'herpès II étant le responsable de l'herpès génital... jusqu'à il y a quelques années. En effet, on s'aperçoit que le virus herpès I est de plus en plus retrouvé au-dessous de la ceinture, et le virus II au-dessus de cette même ceinture.

copathe, une thérapeutique à visée artérielle ne peut se juger que sur la biologie. Que la personne aille mieux tous les jours est très important, c'est un des rôles du médecin, mais reculer l'échéance de l'attaque cardiaque ou de l'infarctus est son premier devoir.

Si une origine virale est suspectée, il sera très intéressant de déterminer le terrain de l'immunité cellulaire ; cette étude est non seulement utile au diagnostic, mais surtout remarquable pour le suivi de la lutte antivirale. Elle rejoint en cela le profil protéique.

Si la pathologie ne s'est pas encore manifestée au niveau organique, il est encore temps de débuter une thérapeutique immunitaire.

Il est vrai qu'en dehors des immuno-modulants, surtout ceux d'origine bactérienne, peu de traitements ont fait la preuve de leur efficacité contre les récidives herpétiques.

4) *A Maladies similaires, traitements similaires*

Comme on pouvait s'en douter, les pathologies vasculaires d'origine immunitaire vont bénéficier comme les maladies de système de traitements à visée immunitaire. Ces thérapies n'auront bien sûr leur plein emploi que mises en œuvre avant l'état de lésion tumorale de la paroi artérielle.

DÉSÉQUILIBRE HORMONAL ET GYNÉCOLOGIE

Le déséquilibre entre les œstrogènes et la progestérone est responsable de bon nombre de mastoses, de kystes mammaires et de kystes aux ovaires.

Les examens sanguins classiques ne permettent pas de dépister ce genre de trouble hormonal. Les dosages de progestérone et d'œstrogènes y apparaissent en général sensiblement normaux.

En revanche, l'étude du profil protéique[2] est « royale »

2. Cinq protéines sont suffisantes tant pour le diagnostic, que pour vérifier l'impact du traitement : transferrine, céruloplasmine, haptoglobine, α1 glycoprotéine et protéinase inhibitor. De plus, il est possible de déceler une infection virale latente.

pour indiquer une *imprégnation œstrogénique*. C'est ainsi qu'on appelle un déséquilibre œstro-progestatif en faveur des œstrogènes.

Le profil protéique va aussi ouvrir une voie intéressante dans le suivi de prise de *pilules anticonceptionnelles*, en montrant si l'organisme tolère correctement le « médicament ». Contrairement aux idées reçues et souvent transmises par le milieu médical, toutes les pilules ne sont pas bonnes à avaler. Il en existe des parfaitement supportées ; d'autres non tolérées ; certaines enfin sont comme le loup dans la bergerie : aucun signe « extérieur » d'intolérance, mais un travail de sape d'autant plus dangereux qu'il est silencieux. Le profil protéique, véritable examen de terrain, ne dénonce pas « la pilule », mais *permet d'émettre un avis concernant une pilule donnée chez une patiente donnée !* A chacune sa pilule doit être une loi non transgressable.

Il est en conséquence illogique d'affirmer qu'il faut :
— une minipilule de tel âge à tel âge ;
— une pilule dosée normalement (normodosée) — où est la normale ? — pour telle autre femme ;
— et une micropilule pour les dernières.

Chaque femme a son propre système de régulation hormonal dans lequel viendra bien ou mal s'intégrer la pilule. Au médecin de juger l'impact... grâce à d'authentiques moyens de suivi.

Des grosseurs dans les seins ne sont pas toutes des cancers, heureusement et loin s'en faut ! Il peut s'agir de mastose ou de kystes qui sont le reflet d'un déséquilibre hormonal en faveur d'un excès d'œstrogène par rapport à la progestérone. Ce sont des affections bénignes, bien que hormonales, majorées par des troubles circulatoires.

En revanche, elles peuvent ouvrir la voie à un développement de cellules anarchiques.

Le *traitement hormonal* classique consistant à donner

de la progestérone est tellement répandu qu'émettre une opinion différente relève de la gageure. Et pourtant !

Les hormones sexuelles sont des dérivés du cholestérol ; on les appelle des stéroïdes. Si l'alimentation fournit trop de « mauvais » cholestérol, ou si l'organisme ne présente pas suffisamment de « bon » cholestérol, il est logique de penser que les stéroïdes n'auront pas leur plein effet.

Plusieurs faits viennent corroborer ces hypothèses :

— Les femmes présentant des troubles intestinaux à type de colites, de constipation ou d'alternance diarrhée-constipation sont plus fréquemment sujettes aux maladies des seins ou des ovaires.

— Nous avons déjà signalé que la « carte géographique » du cancer du sein dans le monde coïncide avec celle du cancer des intestins. Les mauvaises habitudes diététiques semblent être les mêmes dans les régions du monde concernées.

Proposer un traitement hormonal est logique, puisque ces nodules et les mastoses qui les portent sont le témoin d'un déséquilibre hormonal. Mais celui-ci est toujours accompagné de troubles nutritionnels voire provoqué par eux.

Pourquoi dans un premier temps, ne pas proposer une rééducation alimentaire adaptée à la personne ? Tous les médecins de terrain se rejoignent unanimement ici, pour préconiser un régime comportant la suppression de viande rouge, remplacée par les poissons et les volailles accompagnés de fibres végétales, et des précautions pour éviter les fermentations alcooliques, avec bien sûr limitation de la consommation d'alcool.

Dans un deuxième temps, proposer un traitement, pourquoi pas ? Les médicaments à la disposition des médecins sont légion. En revanche, ces médicaments à base de progestérone doivent faire la preuve de leur efficacité et de leur innocuité. L'efficacité est facile à juger par la surveillance clinique et radiologique (examen médical et mammographie). Mais, est-il bien certain que l'organisme supporte et tolère correctement ces hormones ? Comment être sûr que ces médicaments ne vont pas se comporter comme des facteurs de croissance et déterminer la stimulation de certaines cellules échappant au contrôle de l'organisme ? Un moyen utile et très simple consiste à apprécier l'impact du traitement sur la biologie intime afin de pouvoir juger s'il existe un déséquilibre. La mesure, par le profil protéique, de quelques protéines permet cette surveillance, surveillance d'autant plus précieuse qu'elle fait une estimation personnalisée de l'action des médicaments. Ce n'est pas une remise en question systématique, mais bien une objectivation du *couple patiente-médicament.*

Toutes les techniques de détermination du terrain doivent ou devront tenir compte de cette vérité : on ne juge pas un médicament, mais il faut pouvoir émettre un avis sur le résultat *action du médicament-réponse du patient.*

Connaître le terrain, c'est aussi connaître le médicament ou la technique thérapeutique la mieux adaptée à ce terrain.

1) *Infections virales*

Une mastose s'accompagne toujours de troubles circulatoires. Au cours des jours précédant les règles, au moment où les seins sont les plus gonflés, il existe un œdème de la glande mammaire majoré par un mauvais travail veineux. Ces conditions facilitent la prolifération éventuelle de virus et le passage de particules virales à l'intérieur des cellules, contamination hautement préjudiciable et qui peut être un mode d'entrée dans la maladie cancéreuse.

Il est connu depuis longtemps que les virus favorisent le développement de cancers du sein, comme d'ailleurs du col de l'utérus.

Connaître les fragilités de défense d'un organisme, apprécier les déséquilibres œstrogène-progestérone, suspecter une agression virale latente font partie des questions auxquelles une analyse de terrain peut répondre.

L'étude de l'immunité cellulaire permet l'évaluation des défenses antivirales, le profil protéique juge les rapports œstrogène-progestérone, le mélange des deux études doit résoudre l'énigme thérapeutique.

En effet, une mastose ne doit pas être laissée sans traitement de fond. Soigner un nodule mastosique par la progestérone n'empêchera pas une éventuelle mauvaise évolution cellulaire, tandis que modifier le terrain sur lequel évolue la mastose permet le contrôle du nodule.

Contrairement à ce qu'affirment trop de médecins, prendre des hormones n'a jamais protégé la femme d'un éventuel cancer du sein !

Une mauvaise défense n'éliminant pas correctement les virus rencontrés doit être remontée. Il faut utiliser des protecteurs du soi biologique pour limiter les agressions, mais surtout des « rééducateurs » immunitaires comme des extraits bactériens pour relever les défenses de l'organisme.

Nous avons vu que l'alimentation joue un rôle de tout premier plan dans le déclenchement de la mastose, au même titre que l'état nerveux de la patiente. Il est nécessaire de rééduquer l'alimentation des femmes mastosiques pour réduire la prédominance œstrogénique et diminuer l'ensemble des troubles mammaires, veineux, digestifs, nerveux apparaissant juste avant les règles (syndrome prémenstruel), l'état digestif gouvernant une partie de ces troubles.

Le problème du stress évoqué oriente vers une thérapie comportementale psychologique. Trop de femmes sont gavées d'hormones parce qu'elles ne savent pas gérer correctement leur vie de femme, de mère et d'épouse. Une épouse-mère est un être humain et non une esclave qui traduit les contraintes de sa vie quotidienne par une défaillance immunitaire. Rééduquer son psychisme permet un abord majeur du trouble hormonal. Une biologie prédictive évoquant des problèmes mammaires à venir doit tenir compte de cet avertissement.

Le cas de l'épouse-mère n'est qu'un exemple parmi tant

d'autres : mère-ouvrière forçat ; épouse délaissée et « trahie » ; mais également veuve, etc.

Le virus du col de l'utérus profite d'une fragilité de l'immunité locale. En dehors du cas particulier du virus HIV du SIDA, il est fréquent malheureusement de rencontrer des virus à transmission sexuelle. Au cours de la vie féminine, la répétition des menstruations et de leurs troubles prémenstruels (quand ils existent) permet le passage de virus dans l'épiderme du col.

Si l'immunité le permet (tolérance immunitaire), il s'installe définitivement. Il prend alors tout son temps pour proliférer à l'intérieur de certaines cellules, qui vont, en se multipliant, s'offrir au développement d'une tumeur dans quelque trois à sept ans[3].

Que propose la médecine : traiter les lésions du col au laser chirurgical, et surveiller en suivant l'évolution. Bien, mais pourquoi « suivre », alors qu'on peut prévoir au lieu d'observer ! Après la destruction de la lésion virale avec cet instrument « magique » qu'est le laser, il faut agir vite pour redonner une force d'intervention immunitaire à la muqueuse du col. L'immunothérapie et les immunomodulants sont appropriés à ce type de traitement et de protection.

Bien que cette lésion soit très localisée, et ne semble apparaître que comme une maladie transmissible par voie sexuelle, elle ne survient en général que dans certaines conditions favorables, c'est-à-dire, comme toujours, un état de faiblesse aboutissant à l'impossibilité d'éliminer ce virus.

Cet état de tolérance est facilement appréciable sur l'étude de l'immunité cellulaire, alors que les répercussions de l'invasion virale seront plus facilement visibles sur le profil protéique :

3. Il est vraisemblable que seuls certains virus situés sur le col utérin puissent développer une lésion précancéreuse. Il s'agit des virus HPV (Human PapillomaVirus ou Papillomavirus Humain). Et encore, seules les familles n° 16, 18, 33 et 35 sont susceptibles d'entraîner une lésion précancéreuse.

— la fin de la grossesse (du sixième au neuvième mois),
— le tabac,
— l'exposition trop importante aux ultra-violets (bronzage intempestif),
— la répétition de stress psychologiques,
— la précocité des premiers rapports sexuels (avant 18 ans),
— la contaception par pilule pendant trop longtemps

sont les principaux facteurs de dépression immunitaire permettant les installations virales. Ils ne sont pas spécifiques des lésions du col de l'utérus, mais sont retrouvés à tous niveaux.

2) *Les amibes en question...*

Une série d'observations et de rapports de confrères biologistes m'ont tout d'abord étonné puis conforté dans certaines options thérapeutiques. L'association de syndromes prémenstruels avec la présence dans les intestins de parasites et petites amibes dites non pathogènes, parce qu'elles ne déclenchent pas de grandes dysenteries amibiennes.

Cependant, elles sont capables de provoquer des colites et des déséquilibres de la flore intestinale. Nous savons que l'écosystème intestinal joue un rôle important par son effet de barrière.

Sans affirmer que ces parasites soient responsables de troubles prémenstruels, le fait que l'organisme tolère leur présence prouve le déséquilibre de l'écosystème intestinal.

Ces constatations sont à verser au dossier des relations étroites entre le système hormonal (qu'il soit féminin ou masculin) et la fonction intestins / alimentation / nutrition.

RÉACTION IMMUNITAIRE

Une réaction immunitaire est la réponse normale de l'immunité de l'individu pour lutter contre une invasion étrangère. Si cette réaction dure trop longtemps (plusieurs semaines ou mois), ou est trop violente, il peut s'ensuivre des troubles de l'immunité et parfois des états pathologiques sérieux.

Enfin, un organisme vieillissant perd sa mémoire et n'est plus parfait dans son rôle de photocopieur d'antigènes à mémoriser. Les photocopies effectuées ne sont plus identiques à l'original. Il y a rupture de la belle boucle immunitaire allant de la reconnaissance de l'antigène à la fabrication d'anticorps pour le contrer, en passant par le stade cellulaire, les cellules-mémoires (« photocopieuses »), et la coopération entre l'immunité cellulaire et sanguine. Cette rupture empêche l'intervention de lymphocytes dont le rôle est d'arrêter une réaction immunitaire après l'élimination de l'antigène. La survenue chez une telle personne, d'une infection virale par exemple, déclenche naturellement une réaction immunitaire incontrôlable.

Imaginons une famille dont certains membres ont fait des rhumatismes articulaires aigus. Sachant que ces rhumatismes sont souvent dus à des infections bactériennes, en général par streptocoques, il est du plus grand intérêt de surveiller les suites de maladies infectieuses de chacun.

Une réaction immunitaire consécutive à une infection bactérienne, débutant dans une telle famille, évoquera au premier chef un nouveau cas de maladie rhumatismale. Si le terrain évoque au contraire une réaction immunitaire d'origine virale, il faut que le médecin adapte son traitement sur ces faits, et adopte une attitude circonstanciée. La littérature classique et scientifique regorge de publications évoquant la maladie rhumatismale secondaire aux infections virales.

Ainsi, l'étude du terrain loin d'écarter le médecin de la médecine classique, l'oblige à se tenir informé en permanence des derniers progrès en la matière. Un médecin de terrain sera surtout un bon généraliste qui aura, à la suite d'échecs et de réflexions, cherché plus loin que l'enseignement nécessaire mais insuffisant de la Faculté.

Comme la réaction immunitaire prédispose :

— aux maladies de système ;
— aux dysrégulations immunitaires chroniques ;
— aux maladies dégénératives et malignes tant cancéreuses que hématologiques,
l'enjeu du traitement est de taille et respectable.

Si celui-ci atteint son but, l'impact est double :

— le trouble immunitaire avorte, et en quelques années (trois à cinq souvent) on peut espérer la régularisation du terrain ;

— à moyen terme, moins de maladies invalidantes, coûteuses en soins, remèdes et hospitalisations, et surtout forte régression des incapacités de travail !

La détermination du terrain permettra d'orienter la thérapeutique, selon que la réaction immunitaire est d'origine :

— bactérienne ;
— parasitaire ;
— virale ;
— vaccinale.

1) *D'origine bactérienne*

Si un enfant fait une angine, correctement traitée, avec cependant une période de fatigue qui s'installe après l'apparente guérison, il faut craindre une suite à cette angine. Un profil protéique objectivera immédiatement une éventuelle réaction immunitaire secondaire à l'agression bactérienne.

— Soit l'organisme n'a pas éliminé les bactéries étrangères qui continuent leur travail infectieux malgré les antibiotiques.

— Soit les bactéries responsables ont disparu, mais le contrôle immunitaire s'avère dépassé par la production de facteurs de croissance, forçant la fabrication d'anticorps « inutiles » qui peuvent provoquer le démarrage d'une maladie de système.

Il est important de ne pas passer à côté de ce trouble qui, ignoré, dégénérera plusieurs années plus tard en une maladie rhumatismale par exemple. Traiter immédiatement par des médicaments modulants (freinant ou activant la réaction immunitaire) est le plus sûr moyen de limiter puis de supprimer cette réaction, avec l'espoir de la guérison à la clé.

C'est pourquoi *tout foyer infectieux doit être systématiquement dépisté et traité.* Les plus sujets à engendrer des réactions immunitaires sont anciens, ignorés le plus souvent, et bien protégés. L'infection d'une dent en est l'illustration la plus typique. La gencive et la substance qui entoure la racine des dents (le parodonte) sont souvent le lieu de proliférations microbiennes. Les bactéries, à l'abri du tartre, peuvent pénétrer le long de la racine dans le parodonte, sans susciter de réactions de défense. La localisation même de ces foyers invisibles rend le travail de l'immunité très difficile, expliquant la survenue à long terme de véritables réactions immunitaires à point de départ dentaire.

Il n'est pas rare d'y retrouver des streptocoques. Nous savons que ce microbe a une ressemblance moléculaire avec le HLA B35. Des anticorps dirigés contre lui peuvent le confondre avec cette partie du soi biologique, et induire une maladie auto-immune. Nous voyons que l'approche prédictive, véritable médecine généraliste, recouvre l'ensemble de la médecine et l'examen minutieux de la cavité buccale (bouche, dents, gencives, amygdales...) en fait partie. Il est bon également de savoir lire une radiographie dentaire, ce que neuf médecins sur dix ne savent pas faire !

Il faut aussi se méfier de l'avis de dentistes, qui peuvent comme certains médecins refuser de voir une pathologie en préparation et attendre qu'un abcès ou une douleur précise arrive pour soigner la dent. On revient toujours au même principe de traiter *avant* que n'apparaissent les premiers signes « extériorisés » de la maladie.

2) *D'origine parasitaire*

Tout parasite intestinal est susceptible, si sa colonie est assez nombreuse, de provoquer une réaction immunitaire.

Nous avons déjà dit, à propos de certaines affections gynécologiques que le diagnostic n'est pas toujours aisé, car beaucoup d'amibes dites « non pathogènes » peuvent pulluler dans l'intestin sans provoquer de dysenterie typique. Mais elles perturbent les fonctions d'assimilation alimentaire, entraînent des fatigues inexplicables, parfois des eczémas ou des dermatoses... Il faut savoir y penser, même en l'absence de séjours antérieurs en pays africain ou tropical, le sud de la France fournissant un réservoir amibien important. Faire pratiquer correctement une analyse de selles à la recherche de parasites est toujours un examen riche d'enseignement.

La recherche d'amibes est difficile et il faut se souvenir de cette règle : *On peut dire qu'une personne n'a peut-être pas d'amibes si après vingt analyses de selles, correctement pratiquées, on n'en retrouve pas. Mais on ne peut que dire « elle n'a* peut-être *pas d'amibes »* !

Dans d'autres circonstances, il faudra faire une recherche sanguine de présence dans l'organisme de parasites comme le plasmodium du paludisme, les leishmaniae (IgG élevées), les trypanosomes (IgM élevées).

3) *D'origine virale*

Quatre règles fondamentales :

— Savoir suspecter la réaction immunitaire persistante après une infection virale.

— Savoir se donner les moyens de diagnostiquer et d'évaluer biologiquement le trouble immunitaire induit par le virus.

— Savoir accepter de traiter un terrain avant l'apparition de la maladie au sens classique du terme.

— Savoir convaincre le patient d'accepter ce traitement.

Les virus sont les grands inducteurs des maladies chroniques et dégénératives, mais attention à ne pas faire de la médecine-catastrophe ou alarmiste. Respecter ces quelques règles est un moyen sûr de conserver l'attitude médicale juste.

Les thérapies classiques ne proposent aucune orientation logique dans les traitements antiviraux. Deux grands schémas immunitaires se dessinent actuellement dans ce désert. Il s'agit de rendre le terrain plus apte à se défendre et à contrôler l'attaque dont il fait l'objet :

— les immunomodulants bactériens, c'est-à-dire les extraits de bactéries, vont tenter de « moduler », de réduire cette réaction immunitaire ;

— les immuno-protecteurs du soi biologique, ou des parties du soi biologique les plus exposées.

Quant aux interférons, facteurs de nécrose tumorale et interleukines, ils n'ont pas fait la preuve de leur réelle efficacité tels qu'ils sont utilisés actuellement. En revanche, ils seront certainement les produits de l'avenir car leurs actions physiologiques sont les meilleurs garants de protection antivirale que l'on connaisse.

4) *D'origine post-vaccinale*

Depuis le début des vaccinations, on sait qu'il suffit de vacciner une partie de la population pour enrayer les épidémies les plus violentes et destructrices.

Par exemple, l'immunisation contre la rougeole de 75 % à 85 % environ d'une population suffit à enrayer toute épidémie.

Pourquoi faut-il donc que des vaccinateurs, qui n'ont plus de médecins que le nom, se lancent dans des crises frénétiques de vaccination à tout crin ? En effet, ce ne sont plus des médecins, car ils ignorent une très vieille loi de la vaccination qui contre-indique les vaccinations par vaccin vivant atténué sur toute personne :

— n'ayant pas atteint la maturité immunitaire,

— susceptible de voir aggraver sa maladie sous l'action du vaccin,

— incapable de limiter l'infection vaccinale.

Selon E. Pilly dans l'ouvrage *Maladies infectieuses* (1971) destiné aux étudiants en médecine : « Il en est ainsi pour les cachectiques, les cancéreux, les sujets atteints d'hémopathie maligne, les leucémiques, les splénectomisés, les déficits de l'immunité, surtout cellulaire (ils sont responsables de la plupart des accidents imputés au BCG et au vaccin buccal antipoliomyélitique). »

En fait, on sait maintenant que l'organisme fragile aura beaucoup de problèmes avec les vaccins vivants atténués. Rappelons qu'il en existe actuellement sept : anti-rougeole, anti-oreillons, anti-rubéole, anti-poliomyélite buvable, anti-fièvre jaune, anti-tuberculeux ou BCG, anti-variole (plus ou moins abandonné depuis quelques années).

Recommandation fondamentale à respecter : *aucun vaccin vivant atténué avant l'âge de deux ans ; de préférence attendre au moins sept ans !*

Et éviter les associations de vaccins en cas de moindre doute.

Certains médecins vont jusqu'à préconiser un vaccin associant rubéole-oreillons-rougeole dès l'âge de douze, voire huit mois !

Tout immunologiste sait que le système immunitaire n'est pas mature avant l'âge minimum de douze à dix-huit mois. Pourquoi alors vacciner (ou recommander des vaccinations) par des vaccins vivants, même atténués, les enfants au-dessous de l'âge de dix-huit mois ? Que l'on ne vienne pas nous chanter que ces remarques sont dénuées de fondement ; ce ne sont que des conclusions immunologiques classiques admises par tous les immunologistes classiques, y compris ceux qui ignorent les notions de terrain !

L'immunologie démontre que :

— si un organisme ne « garde » pas en mémoire une vaccination par vaccin vivant atténué, comme le BCG par exemple, cela signifie que le système immunitaire est défaillant ;

— si un système immunitaire est défaillant, il est contre-indiqué de pratiquer une vaccination par vaccin vivant atténué.

Mais dans les faits, que se passe-t-il ?

Un enfant vacciné par le BCG et qui présente une cuti

négative quelque temps après est un enfant à problèmes immunitaires cellulaires, car il ne conserve pas le souvenir du vaccin précédent. Et pourtant, *selon les textes officiels, il doit recevoir une nouvelle vaccination par le BCG !* Ce qui va à l'encontre de ce qui a été vu plus haut. Mais ces mêmes textes précisent que « *seuls sont soumis à l'obligation d'être vaccinés par le BCG les sujets âgés de moins de vingt-cinq ans dont les réactions tuberculeuses sont négatives* ». Ouf, à raison d'une par an, il n'y aura donc pas plus de vingt-cinq vaccinations par le BCG et par enfant !

Ne rions pas, il est arrivé de rencontrer en consultation des personnes ayant eu plus de huit BCG dans leur vie, le record en consultation personnelle étant de douze !

Ces faits navrants montrent qu'il existe un monde entre le milieu de la recherche et l'application en médecine. Si chacun reste soit dans son laboratoire d'ivoire, soit dans son cabinet médical surchargé ou débordé ou loin de toute information scientifique de pointe et honnête, il n'y aura que peu de progrès faits en applications thérapeutiques.

Que dire de la survenue d'un diabète chez un sujet jeune ayant montré des signes de fragilité immunitaire (infections récidivantes, poussées de température lors de vaccinations précédentes), et qui reçoit une triple vaccination ROR (rougeole-oreillons-rubéole) ? Quelques réflexions s'imposent :

1) Le virus des oreillons est dit diabètogène (comme celui de la rubéole et les coxsackies virus), car il est susceptible de provoquer un diabète chez des sujets prédisposés : *les porteurs des loci HLA B8, B15, DR3 ou DR4, si ceux-ci ne contrôlent pas correctement l'arrivée du virus dans l'organisme.*

La médecine prédictive d'aujourd'hui tient compte de ces constatations.

2) Il existe dans sa famille des cas de diabète ou de maladies de système ou auto-immunes qui auraient dû éveiller l'attention du médecin ;

3) Une mesure biologique de son immunité cellulaire et

humorale aurait certes coûté environ mille francs, soit l'équivalent de six mois de traitement par insuline ; mais elle aurait sans doute évité de déclencher un diabète... Le prix du typage des HLA est largement dépassé par celui de la surveillance d'un diabète :

— prix des consultations médicales obligatoires pour contrôler correctement la maladie ;

— prix des hospitalisations en service de réanimation parfois : une journée peut atteindre facilement les dix mille francs, soit dix fois le typage des HLA ou quarante fois l'évaluation de l'immunité cellulaire ! De qui se moque-t-on lorsque nos directeurs de conscience administratifs osent affirmer que la médecine prédictive coûte cher ?

Ou bien qu'elle ne repose sur aucune preuve scientifique ?

Le *BCG* ne fait plus la preuve de sa réelle efficacité ; les progrès de l'hygiène et de la nutrition sont beaucoup plus efficaces contre la tuberculose que le vaccin. Dans notre exercice quotidien, les douze derniers cas recensés de tuberculose avaient tous eu des vaccins par le BCG, vérifiés par cuti-réaction positive. Cinq ont développé la tuberculose dans les suites proches de revaccination pour cuti devenue négative !

La *rougeole,* pas plus que les *oreillons,* ne représente dans nos contrées un danger. Les personnes faisant des réactions graves à la maladie sont celles qui souffrent de troubles immunitaires : elles ne peuvent recevoir par ce fait de vaccins vivants ; tentons de remonter leurs capacités immunitaires avant de les agresser inutilement.

La *rubéole* est une maladie bénigne ; vérifiez toujours les anticorps sanguins avant de poser la question d'une éventuelle vaccination ! Si ceux-ci sont négatifs, mettez l'enfant au contact d'une personne faisant la maladie, celle-ci étant moins agressive que le vaccin. De toute manière, seules les jeunes filles doivent être protégées afin de ne pas développer la maladie durant un éventuelle grossesse.

La *variole* est presque totalement éradiquée de la surface de la terre.

Le vaccin *anti-polio* injectable est tué, et aussi efficace que le buvable (Sabin).

Reste le problème de la vaccination contre la *fièvre jaune*. Cette maladie endémique infeste une bonne partie des pays équatoriaux. Si un trouble immunitaire existe, il est plus sage de ne pas tenter « l'aventure » de la brousse qui peut réserver d'autres surprises virales ou parasitaires.

SOUTIENS PSYCHOTHÉRAPEUTIQUES

On sait que les voies de contrôle de l'immunité passent à un moment ou à un autre dans l'enchevêtrement cérébral. Un trouble immunitaire pur, c'est-à-dire sans aucune autre cause que l'agression immunitaire, est rare. Il existe en général une composante nerveuse de stress, de dépression, ou de fragilité psychologique.

Une bonne immunothérapie sera beaucoup plus efficace accompagnée d'un coup de pouce psychothérapique. Cependant, certaines précautions sont à observer. Ainsi, il est recommandé de ne pas commencer par une psychanalyse ; cette technique trop exigeante et pénible à supporter agit sur l'immunité, au début de la thérapie, comme une succession de stress et de dépressions psychiques majorant le trouble biologique.

En revanche, un soutien psychothérapique (comportemental ou non) aidera la personne à tenter l'aventure immunothérapique. Il faut que médecin et patient soient parfaitement conscients de ces constatations.

Autre difficulté, celle de faire comprendre aux thérapeutes eux-mêmes la nécessité de mener de front psychothérapie et immunothérapie. La plupart des psychanalystes et des psychothérapeutes n'ont aucune formation médicale pour aborder réellement et objectivement cet aspect fondamental du traitement de terrain.

En effet, il est facile de trouver le stress responsable de la déstabilisation immunitaire. Mais il n'est pas le seul facteur déclenchant de la maladie : il n'en est que le dernier, d'autres étant intervenus bien avant lui. Ces co-responsables n'ont pas eu de retentissements spectaculaires sur le terrain, car les autres serrures ouvrant la « valise à maladies » étaient encore bloquées. *Cependant, tous les facteurs déclenchants doivent être pris en compte et non pas uniquement le dernier !*

Quand la maladie a frappé

Pour de multiples raisons, le médecin peut se trouver face à une personne présentant d'emblée une maladie établie. Elle est malheureusement à son stade mature ; la guérison devient illusoire. L'aspect prédictif de l'acte médical est dépassé ; il faut assurer la protection tous azimuts pour limiter l'évolution... en même temps qu'il faut soulager la souffrance du malade. Lutter contre les symptômes douloureux ou fonctionnels est une des grandes obligations de la médecine. Bien que cet aspect ne doive pas être unique, il demeure fondamental. Réduire la médecine à l'intervention thérapeutique est classique et habituel ; l'oublier et ne se limiter qu'au terrain serait facile et peu responsable.

PATHOLOGIE AUTO-IMMUNE, DE SYSTÈME ET CONNECTIVITES

A côté du traitement des symptômes, un traitement de fond (en fait du terrain) est essentiel. En effet, laisser se poursuivre la réaction immune reviendrait à accepter que la maladie continue d'évoluer en s'aggravant.

Il est alors nécessaire de tenter un rééquilibrage du problème immunitaire à la base de la pathologie installée et organisée.

Si ces maladies existent et altèrent la santé de l'individu, c'est par faillite de différents maillons de la surveillance :

— soit celui de l'immunité laissant évoluer la maladie jusqu'au stade « irrévocable » de l'atteinte organique ;

— soit par ignorance ou négligence du médecin dans le suivi de son patient, qui n'a pas tenté de diagnostic prédictif et a laissé s'implanter la maladie ;

— soit le diagnostic précoce avait été posé ; mais les techniques immunomodulantes dont dispose la médecine actuelle se sont révélées impuissantes à combattre un déséquilibre immunitaire trop violent ;

— soit il s'agit d'un trouble immunitaire apparu durant la vie intra-utérine (pendant la gestation) et établissant dès les premières années de la vie la maladie définitive ;

— soit une aberration des chromosomes est responsable de l'affection, et peu de traitements sont possibles.

Laisser se perpétrer le déséquilibre immunitaire (inapparent) en ne traitant que la face visible de la maladie (le symptôme) est le meilleur moyen de s'exposer à des rechutes répétées. Il faut savoir tenir compte des deux aspects.

En effet, des réactivations de la maladie à partir de virus sont trop souvent ignorées, exposant le patient à des risques flagrants de voir sa pathologie résister à tous les traitements.

Connaître l'*initiateur* de la maladie rend également de grands services au patient, car les luttes antivirales pourront être mieux ciblées et ordonnées. En même temps, le traitement comprendra l'utilisation d'anticorps anti-idiotypiques pour protéger les HLA les plus exposés.

En résumé, favoriser les défenses de l'organisme contre une maladie même installée passe obligatoirement par le rééquilibrage d'un système immunitaire compétent dans ses luttes virales. En l'état actuel de nos connaissances, seuls des traitements à visée immunitaire, quels qu'ils soient, pourront tenter cette rééducation.

Nous en verrons quelques applications dans les maladies rhumatismales, dermatologiques, organiques, neurologiques.

1) Affections rhumatismales

Les pathologies les plus fréquemment rencontrées en médecine quotidienne, et qui « arrivent » au cabinet au stade des lésions installées sont sans conteste les maladies rhumatismales de type polyarthrite rhumatoïde ou spondylarthrite ankylosante.

La recherche des causes de la maladie, de leur trace éventuelle, est obligatoire, et leur traitement fait partie de la régulation du terrain, en même temps qu'est instaurée une thérapeutique des symptômes pour soulager le plus efficacement possible le patient.

Malheureusement, la médecine classique utilise de plus en plus de traitements présentés comme étant des thérapeutiques « de terrain », qui agressent violemment l'organisme, allant jusqu'à bloquer toute tentative de redressement de la situation à partir du système immunitaire ! Difficile à comprendre ?

Par exemple, la cortisone (ou ses dérivés) est fréquemment proposée dans les pathologies rhumatismales « lourdes » et invalidantes. Ce médicament se révèle extraordinaire et soulage très souvent en peu de temps le patient. Essayez de diminuer les doses et celui-ci rechute plus violemment. Continuez le traitement, et dans quelques années apparaîtront décalcification osseuse, ulcères d'estomac, fragilité de peau, atteinte fonctionnelle pancréatique et hépatique, quand ce n'est pas une affection bactérienne, ou virale chronique intraitable. Ces complications peuvent facilement auto-entretenir la maladie par réinduction sur le système immunitaire, dont les défenses sont complètement paralysées par la cortisone !

D'autres remèdes sont également proposés dans ce genre de pathologie. Ils ont tous une action négative sur le système immunitaire, bien que diminuant réellement la douleur. De plus, leur efficacité s'étiole au fil des années, pour devenir franchement iatrogène.

En conclusion, quel que soit le stade de la maladie, et quels que soient les médicaments à prescrire, il faut toujours penser qu'ils sont d'utilité ponctuelle, qu'ils ne doivent pas nuire au patient, ni aux thérapeutiques ultérieures... mais que de remises en question cela demande !

2) Affections dermatologiques

Avec la rhumatologie, la dermatologie, qui s'occupe des maladies de la peau, est la spécialité aux traitements les plus agressifs et déstabilisateurs qui soient. On y retrouve l'omniprésente cortisone. Une estimation des capacités immunitaires à tolérer cette médication est-elle établie ? Certainement pas !

Et pourtant de nombreuses affections de la peau peuvent être assimilées à des pathologies de système.

Pourquoi ne pas poser un diagnostic de terrain ? Mystère de la démarche thérapeutique dermatologique !

Prenons le cas de l'eczéma. C'est certainement l'une des affections les plus difficiles à traiter. C'est aussi celle qui répond le plus rapidement et le mieux à la cortisone. Mais, quelle dépendance et quelle escalade dans les doses ! Il se déclare sur un terrain allergique et hypersensible. Il existe des familles « à eczéma ». On sait que les enfants à naître seront exposés à leur tour. On revient immédiatement à des notions connues et longuement décrites. Dépister les enfants à risque, les protéger, et les traiter le plus tôt possible.

Il est hors de question de commencer à utiliser la cortisone ; c'est le moyen idéal pour condamner l'enfant à cette thérapeutique ! En revanche, la recherche de tous les allergènes possibles, surtout alimentaires, est surprenante dans ses résultats. Toute allergie à manifestation dermatologique a peu ou prou un passage dans les structures intestinales. Même en l'absence de produit précis responsable de la maladie, soupçonnez le lait et tous ses dérivés, y compris les fromages, avec une exception relative pour le beurre. De toute manière, le test de leur suppression est obligatoire pendant un laps de temps de six semaines. Une rééducation alimentaire avec les luttes antifermentation et antiputréfaction est aussi nécessaire. Respect également de la chronobiologie de la digestion des graisses et des sucres, en recommandant de ne plus en consommer passé quinze heures ; pas de chocolat ni de gâteau dans l'après-midi, uniquement du chocolat à croquer et de préférence vers 10 h 30-11 heures, pour les conseils les plus urgents.

Mais surtout, une étude de la sensibilité immunitaire de l'enfant et de son terrain permettrait de le « cibler » et de le protéger efficacement, selon les principes déjà énoncés plus haut, à propos des réactions post-vaccinales.

Les maladies de peau nécessitant classiquement des traitements cortisonés n'apparaissent jamais sans signes avant-coureurs. La biologie montre toujours un dérèglement avant l'apparition de la maladie elle-même. Un exemple sera beaucoup plus explicite.

Une femme traitée depuis longtemps à la suite d'un cancer du sein pouvait, dix ans plus tard, être considérée comme guérie. Un bilan biologique effectué tous les dix-huit mois avait révélé l'apparition d'un trouble immunitaire à type de connectivite, pas du tout en relation avec sa pathologie cancéreuse. L'examen clinique ne montra aucune anomalie ; trois ans plus tard, apparut une petite plaque indurée à la base du cou, sans signe particulier. L'examen dermatologique fut négatif, une biopsie effectuée ne traduisant qu'une légère inflammation. La biopsie (de peau comme de tout autre organe) est l'étude au microscope d'un fragment du tissu examiné. C'est un des examens de référence de la dermatologie. Quatre ans s'écoulèrent. A la suite d'un long séjour à l'étranger, la patiente revint pour un nouveau bilan de surveillance, qui cette fois s'avéra franchement révélateur d'une maladie auto-immune. La plaque du cou s'était peu modifiée, et une nouvelle biopsie diagnostiqua une sclérodermie débutante.

Une sclérodermie est une maladie du collagène (groupe des collagénoses), donnant des aspects durs et surélevés à la peau, avec extension possible sur toute la peau et également vers certains organes. Elle détermine parfois des perturbations profondes évoluant vers la dénutrition, l'amaigrissement et une faiblesse intense de l'organisme.

La biologie, avec sept ans d'avance sur le diagnostic définitif, avait montré le trouble immunitaire, trouble non confirmé par la première biopsie. Il aurait été judicieux, dès cette époque, de démarrer un traitement visant à rééduquer l'immunité pour tenter d'éviter l'évolution vers la maladie ultérieure.

La biologie donnait une orientation diagnostique, susurrait la direction thérapeutique, et seule la timidité du thérapeute (qui n'a pas osé entreprendre le traitement) a limité l'impact réel du diagnostic très précoce. L'attitude médicale que j'ai suivie n'a pas été à la hauteur de la prédiction biologique.

Comme nous venons de le voir, une perturbation immunitaire ciblée sur un organe et en voie de déterminer une véritable maladie de cet organe, est diagnosticable uniquement par la biologie alors que les examens classiques (la biopsie dans notre exemple) restent longtemps négatifs.

Ceci montre la difficulté d'exercer une véritable médecine prédictive et de terrain, utilisant les dernières données scientifiques, mais demandant une telle remise en question de tout l'enseignement reçu et des habitudes thérapeutiques prises ou acquises, qu'elle déroute parfois les meilleures volontés...

3) Maladies organiques

Ce que l'on vient d'étudier sur la peau est directement applicable aux autres organes : foie, pancréas, intestins, etc.

Il est dommage que des pathologies comme les hépatites, les pancréatites, les affections intestinales souffrent d'un retard au diagnostic et, tout naturellement, d'un report du traitement, alors que le profil protéique et l'immunité cellulaire permettent un dépistage précoce et précis en pathologie digestive. De plus, ces biologies ont l'énorme avantage de donner des indications sur le type de troubles immunitaires réglant la maladie et orientent ainsi une partie du traitement.

4) Affections neurologiques (sclérose en plaques, sclérose latérale amyotrophique, etc.)

On connaît mal le processus d'installation de ces pathologies gravissimes, comme les scléroses en plaques ou les scléroses latérales amyotrophiques. Mais ce que l'on sait est net : ces maladies s'aggravent et s'accélèrent en présence d'une infection virale aiguë ou chronique. Un bilan du terrain est donc absolument nécessaire avant toute tentative thérapeutique, afin d'assurer une protection maximale de la personne et de donner les meilleures chances d'établir un traitement le plus efficace possible.

L'orientation classique consiste à donner des doses pharamineuses de cortisone ou de ses dérivés. Ce type de traitement ne s'occupe, comme trop fréquemment, que du symptôme sans tenter l'alliance symptôme-terrain. On ne le répétera jamais trop ; prescrire de la cortisone à haute dose sur un terrain à immunité affaiblie revient à limiter les chances de défense de l'organisme lorqu'un virus attaquera ou se réveillera ! Dommage !...

CANCER ET MALADIES MALIGNES DU SANG

Bien que différentes des maladies de système, parce que plus graves et sous-entendant un pronostic vital limité, les maladies « malignes » ne doivent jamais être traitées sans une bonne analyse du terrain qui les a laissées s'installer. Le diagnostic doit impérativement être posé avant tout traitement.

En effet, une chimiothérapie (par exemple) luttant efficacement contre un cancer va durer de 8 à 24 mois, en fonction de la maladie, de son évolution, et aussi du médecin !

Comment juger son impact ?

Quel est le comportement de l'organisme ?

Nécessite-t-il un coup de pouce adjuvant ?

1) *Le traitement proprement dit*

En cours de traitement, mis à part l'aspect extérieur du patient, comment savoir sans jugement biologique du terrain si l'organisme réagit bien, si les médicaments ne tuent pas trop la résistance de l'individu, mais surtout si les drogues thérapeutiques sont vraiment efficaces ?

Premier intérêt d'un bilan de terrain, savoir faire des comparaisons de l'état biologique du patient, à périodes régulières par des examens similaires, pour mieux juger des progrès de la thérapeutique.

Puis, après seize mois environ de traitement chimiothérapique, après l'intervention chirurgicale, les éventuels rayons, on refera un nouveau bilan. L'alliance du profil protéique et de l'immunité cellulaire a pu révéler des rechutes de la maladie en moyenne trois à cinq ans avant tout autre examen classique, aussi vénérable soit-il (scanner, RMN, ou autre).

Ces explorations vont un jour ou l'autre déceler une métastase sur les organes les plus fréquemment visés : foie, cerveau, poumon. *Rappelons qu'une métastase est une cellule cancéreuse, ou un paquet cellulaire cancéreux issu de la tumeur primitive, « migrant » par le sang ou la lymphe pour aller se fixer dans un autre organe.*

Mais pour être visualisée, cette métastase doit faire environ huit à dix millimètres, soit l'équivalent de un à dix millions de cellules. Ce volume est atteint après un certain temps de multiplication cellulaire, allant de trois à cinq ans en fonction des tumeurs. Ainsi, une biologie performante donnant un diagnostic de reprise évolutive dès le début du processus, autorisera un traitement beaucoup plus précoce et plus efficace. C'est surtout la comparaison des examens pratiqués avant tout traitement avec ceux du suivi après-traitement qui permet cette précision du diagnostic de rechute, même si la personne a récupéré une forme physique correcte. Attention de ne pas perdre de vue la biologie et ses années d'avance diagnostique.

Sachons en profiter de plus en plus pour le bonheur de tous.

Deuxième intérêt de cette évaluation du terrain : savoir redémarrer un traitement anticancéreux, même en l'absence de toute métastase matérialisée par les examens habituels.

Encore une sacrée remise en question des habitudes : accepter de soigner à nouveau une affection (considérée comme traitée correctement) sans « voir » la reprise évolutive de la maladie !

2) *Méthodes adjuvantes et complémentaires en cancérologie*

A côté des thérapies *lourdes mais absolument essentielles et nécessaires,* il est possible d'aider l'organisme dans sa lutte anticancéreuse.

Une des premières thérapeutiques dites adjuvantes, l'utilisation massive des vitamines, fut également un des premiers mirages de la médecine parallèle. Que n'a-t-on pas dit ni fait au nom de la vitaminothérapie « résurrectionnelle » !

Actuellement, connaissant mieux les effets des différentes vitamines, il est possible de mieux les utiliser, en gardant à l'esprit toute l'objectivité et la critique nécessaires à une attitude médicale cohérente. Puis, en agissant comme tout médecin devant une pathologie générale, il faut équilibrer l'organisme en fonction de la demande, des traitements suivis et des carences qu'ils peuvent provoquer.

L'expérience rapporte qu'il n'existe pas une vitamine pour tel ou tel cancer, mais qu'en fonction des fluctuations du terrain, la thérapeutique s'adapte et propose la réponse vitaminique appropriée.

Le raisonnement concernant la prescription des vitamines est directement applicable aux oligo-éléments. Il n'existe pas un ou des oligo-éléments spécifiques pour lutter contre une forme particulière de cancer, mais on choisira ceux qui semblent les plus propices selon les cas.

L'utilisation de cette gamme de médicaments est majeure dans les suites de cancer. Il s'agit de « nourrir » correctement l'organisme pour équilibrer ses réactions « énergétiques », mieux lutter contre une éventuelle rechute.

S'il est prouvé que l'alimentation se trouve parfois à l'origine de certains cancers, le cancer déclaré évolue pour son propre compte. C'est une maladie ayant vaincu ou dépassé les capacités de défense et d'élimination de l'organisme. L'alimentation peut l'aggraver, mais ne peut l'enrayer à *elle seule*.

En tant que moyen thérapeutique, elle est totalement inadaptée et inefficace. En revanche, les règles communes alimentaires doivent être respectées et appliquées pour permettre un meilleur comportement d'ensemble de l'organisme dans sa lutte effrénée contre la maladie.

3) *Les limites de l'immunothérapie face au cancer actif*

L'organisme a failli dans son rôle de défense des tissus, il a toléré l'intolérable, l'immunité a fait la preuve de son impuissance. Les cellules spécialisées dans la lutte anti-tumeur (les Natural Killers et les cytotoxiques) n'ont pas pu réagir — peut-être mal dirigées par les ordres de rejet d'éléments étrangers provenant du complexe majeur d'histocompatibilité (CMH ou HLA).

Vouloir à tout prix relancer cette immunité alors que l'organisme a des actes urgents à accomplir, serait faire perdre du temps et des chances d'éliminer en partie la maladie. Nous avons vu qu'une « rééducation » immunitaire nécessite en général dix-huit à trente-six mois avant de donner des résultats corrects. Il serait impensable et irréaliste de laisser les cellules malignes se multiplier sans contrôle pendant un temps aussi long, sans chercher à limiter au maximum leur invasion. Mis à part quelques publications sur deux ou trois types de cancers réagissant correctement aux thérapeutiques immunitaires, les traitements à partir de l'immunité ou à visée immunothérapique, dans un cadre de cancer évolué, sont voués à l'échec.

En revanche, tenter *à côté* des traitements anticancéreux appropriés, de forcer les défenses à réagir contre certains virus ou bactéries, est correct. Mais, dans la phase de cancer non stabilisé, ne demandons pas à l'immunité ce qu'elle ne peut assumer ni gérer.

Attendons que les thérapeutiques agressives aient fait leur travail, pour qu'une fois le terrain à peu près nettoyé, on puisse espérer une reprise de l'efficacité immunitaire grâce aux modulants ou aux protecteurs dont nous disposons actuellement.

Conclusion

Il ne faut jamais oublier le rôle du médecin qui est de soulager tout en traitant et c'est ici que les thérapeutiques adjuvantes interviennent, comme la vitaminothérapie, l'oligothérapie, l'acupuncture, l'homéopathie, l'ostéopathie pour ne citer que les plus importantes ; sans oublier bien sûr l'alimentation.

La diététique, nous l'avons vu, n'est pas enseignée en faculté. Les seules bribes qu'en reçoivent les étudiants médecins concernent certains taux de protides, de glucides ou de lipides contenus dans quelques aliments à prescrire ou à proscrire dans des pathologies phares comme le diabète, les affections cardio-vasculaires ou l'insuffisance rénale.

Nous avons abordé dans ce livre différents aspects, souligné l'importance d'une nutrition équilibrée, donné quelques conseils, et mis en garde contre certaines erreurs à ne pas commettre. Mais attention, même si l'alimentation participe directement ou indirectement à la production des maladies, elle ne saurait les guérir à elle seule. Une fois la maladie arrivée à son stade d'état, elle évolue pour son propre compte, et même si une amélioration de l'alimentation diminue les symptômes, elle n'agira pas sur le terrain ; c'est trop tard. Il faut passer à des thérapeutiques différentes ayant un impact plus profond et plus puissant.

Une autre règle fondamentale consiste à ne pas « entrer en alimentation » comme on entre en religion. La nourriture touche certainement des centres nerveux complexes car toute discussion concernant les règles alimentaires débouche trop fréquemment sur des attitudes névrotiques. Comme en toute chose médicale, sachons conserver un minimum d'objectivité et refusons systématiquement les positions sectaires pour proposer à chacun une alimentation équilibrée et respectueuse de son organisme.

Attention à tous les crudivorismes, instinctothérapies, végétalismes et autres... Mis à part de grands discours métaphysiques témoins d'ignorance médicale profonde, ces pseudo-philosophies n'ont jamais fait la preuve de leur efficacité thérapeutique ; en revanche, rien de mieux que les cures de jeûne mal appliquées pour détruire un organisme !

En toute chose, y compris en alimentation, gardons notre bon sens et les pieds sur terre.

VITAMINOTHÉRAPIE ET OLIGOTHÉRAPIE

Dérivée directement du chapitre précédent, l'étude des vitamines bouscule sérieusement les certitudes de ce siècle.

Les graves carences vitaminiques comme le béri-béri la pellagre ou le scorbut historique ont disparu[4]. En revanche, on rencontre trop de déchaussements dentaires, de fragilités de muqueuses et de saignements pour ne pas

4. Béri-béri : carence en vitamine B_1 responsable de polynévrite (maladie des nerfs), d'insuffisance de travail du cœur avec œdème, de fatigabilité et de troubles de la concentration.

Pellagre : déficit en vitamine PP s'accompagnant de fragilité muqueuse buccale et linguale, de fourmillements et de douleurs intolérables, accompagnés d'une fatigue intellectuelle, d'anxiété et de perte de mémoire.

Scorbut : déficit en vitamine C avec épuisement, hémorragie, confusion, œdème, fragilité vasculaire et survenue rapide de la mort.

rechercher des carences réelles en vitamine C, même si elle ne vont pas jusqu'au scorbut.

On pourrait dresser un catalogue exhaustif des différents déficits vitaminiques existant en cette fin de XXe siècle. Le type d'alimentation floué par les productions aberrantes, les méthodes de conservation des aliments, les repas pris à la sauvette ou entre deux rendez-vous font qu'existent de véritables malnutritions. Celles-ci exposent à tous les facteurs de déstabilisation immunitaire, allant du plus petit stress psychique à la plus violente pathologie virale.

Et dire que nous sommes faits pour vivre cent ans... correctement !

Un jour, un syndicat intelligent ou un groupe d'hommes politiques sortis de l'ordinaire feront une campagne pour bénéficier d'électeurs aux dents blanches, à la gencive solide, à l'œil vivace, à la peau tonique, au cœur sain, à la circulation vasculaire efficace. Ce sera le début d'une nouvelle orientation sociologique alimentaire débouchant sur des générations d'humains faiblement consommateurs de médicaments !

En attendant, il est nécessaire de compléter notre alimentation déséquilibrée en vitamines et oligo-éléments lui faisant défaut. L'écosystème intestinal trop souvent perturbé par cette alimentation n'est plus apte à fabriquer ou à stocker les vitamines que la nourriture ne lui apporte pas. C'est le début de la permissivité qui amènera tout naturellement à la tolérance immunitaire pathologique.

Les vitamines les plus efficaces dans le soutien du terrain sont :

— Vitamine C à forte dose, trois à cinq grammes quotidiens (en cancérologie) ou par cure séquentielle de quatre semaines tous les trimestres environ dans les pathologies moins graves.

— Vitamine E pour permettre une meilleure utilisation de la vitamine C, mais également pour un meilleur soutien logistique des différentes muqueuses.

— Vitamine A, inséparable de la vitamine E, agissant

également sur la protection des muqueuses et des organes.

— Vitamine B9 (acide folique) qui fait partie des grandes vitamines de terrain.

— Vitamine B5 (acide pantothénique), complément nécessaire à la vitamine B9 pour relancer le cycle énergétique cellulaire (cycle de Krebs).

Les oligo-éléments sont par définition des molécules nécessaires à la vie biologique des cellules, et qui existent à l'état de *traces*, c'est-à-dire en faible quantité, dans les tissus. Les plus connus, et les plus employés, sont le cuivre, l'or, l'argent, le cobalt, le manganèse, le lithium, le magnésium, le sélénium.

Zinc, magnésium, fer, manganèse auront d'heureux effets sur une fragilité infectieuse. Il faudra leur ajouter par cures des vitamines B6, B12, E et A (ce sont les carences les plus fréquentes), ainsi que du sélénium qui est un soutien essentiel dans les luttes antivirales.

DES SPÉCIALITÉS MÉDICALES A PART ENTIÈRE

Puis, d'une manière plus active, l'*homéopathie* et/ou l'*acupuncture* vont être les reines de l'amélioration extérieure. Elles permettent de soutenir efficacement le patient pendant que le travail en profondeur de l'immunothérapie du terrain se met en place. Même si leur action n'atteint pas le trouble immunitaire de base, elles ont le rôle fondamental d'améliorer le quotidien de ces malades. Elles font partie intégrante de la médecine, sans être une médecine différente.

Il ne viendrait pas à l'idée d'un cardiologue de dire d'un gynécologue que c'est un charlatan parce qu'il ne pratique pas la cardiologie. Ce sont deux aspects spécialisés de la médecine. L'homéopathie et l'acupuncture doivent être reconnues de la même manière, comme faisant partie de la médecine et des thérapeutiques utilisables en médecine quotidienne.

HORMONOTHÉRAPIE

Le terrain, disons-nous ; oui bien sûr, mais puisque chacun « présente un terrain » particulier, pourquoi ne pas continuer la même démarche dans le sens de la thérapeutique ! A chacun ou chacune son traitement, mais surtout pour tous un équilibre hormonal harmonieux. Pourquoi vouloir à tout prix donner des hormones-médicaments pour passer « le retour d'âge » ? C'est une ineptie dangereuse. Ainsi que nous l'avons dit, les hormones données aux femmes en préménopause n'ont jamais protégé du cancer du sein ou des ovaires. En revanche, les chercheurs s'accordent pour reconnaître que toute hormone prescrite peut jouer le rôle de facteur de croissance pouvant déterminer la multiplication d'un groupe cellulaire anarchique capable de devenir malin.

Nous connaissons mieux maintenant l'intérêt d'une alimentation équilibrée pour faciliter la fabrication des stéroïdes, incluant les hormones sexuelles et celles de la cortico-surrénale. La volonté de fournir à l'organisme ses doses d'acides gras non saturés est un premier pas dans ce sens.

Tant pour l'homme, qui ne l'oublions pas « fait » lui aussi son retour d'âge (andropause), que pour la femme, ces apports alimentaires peuvent être médicalisés avec l'introduction de l'huile de bourrache et/ou de l'huile d'onagre, toutes deux riches en acides gras non saturés spéciaux ayant une influence directe sur l'équilibre hormonal. Nous recommandons dès l'âge de trente ans l'usage de ces huiles que l'on peut associer au mélange indiqué dans les luttes de protection contre l'athérosclérose.

IMMUNOTHÉRAPIE

Dressant le bilan des différents produits utilisés pour tenter d'obtenir une réactivation immunitaire, il est bon de rappeler le besoin de surveiller ces traitements afin de dépister très rapidement un éventuel dérapage vers une stimulation effrénée de facteurs de croissance susceptibles de majorer la pathologie, ou de la faire entrer dans une évolution cancéreuse.

En effet, les études de certains terrains permissifs nous ont appris à craindre la tendance de la pathologie à s'orienter parfois vers une deuxième voie. Les éléments de biologie prédictive à notre disposition sont assez fins et précoces pour pressentir ce virage et tenter de l'enrayer.

1) *Interleukine, interféron et Tumor Necrosis Factor*

L'interleukine est fabriquée naturellement dès le début de la réaction immunitaire et prélude à l'organisation des défenses. Elle a tout de suite intéressé les médecins qui ont vu dans cette substance la parade à la faille immunitaire. L'échec de son utilisation vient du fait que la médecine s'entête à vouloir remplacer avant de comprendre.

Nous retrouvons le même problème avec l'interféron et le TNF. Ces produits jouent un rôle extraordinaire dans un cycle physiologique. Mais on ne peut leur substituer des doses médicamenteuses, que celles-ci soient fortes (doses pondérales) ou faibles (doses infinitésimales).

Si une immunité défaille, ce n'est pas systématiquement au premier échelon (interleukine I et II) ou à l'un des suivants (interféron), mais à cause d'une mauvaise organisation d'ensemble. Le problème de fond est le trouble immunitaire dans sa totalité.

On évitera surtout de perdre du temps, et on contournera l'obstacle en relançant une information globale de la boucle immunitaire par des produits non spécifiques d'un échelon, mais susceptibles d'agir en nappe à tous les niveaux, et de prouver par l'expérience leurs bons résultats !

2) *Anticorps anti-idiotypes*

Rappelons que l'idiotypie est l'image de soi, du soi biologique pour ce qui nous intéresse ici. L'anti-idiotype est une substance agissant contre le soi biologique, où qu'il se situe — le foie, les cartilages articulaires, les muscles ou certaines muqueuses par exemple. Cette agression se focalise sur des parties du complexe majeur d'histocompatibilité (le système HLA). Si on apprend à l'organisme à protéger ces parties du soi attaquées, il pourra ainsi mieux limiter le champ d'action du perturbateur, et s'organiser ensuite pour neutraliser ou éliminer celui-ci. Instruire l'immunité est faisable en utilisant des anticorps anti-idiotypiques. Ces substances luttent : contre (*anticorps*)... ce qui est contre (*anti*)... l'organisme (*idiotype*).

En fait, il faut obtenir de l'organisme qu'il fabrique lui-même ces substances aux fins de lui enseigner à se protéger en permanence. C'est une véritable rééducation immunitaire.

3) *Immuno-modulants bactériens*

Un organisme qui perd le contrôle intelligent de son immunité est comme un acteur qui doit remonter sur scène en ayant oublié son rôle ; il lui faut réapprendre pour mieux réciter, et mieux il possède le texte, meilleure sera la pièce. Dans la grande scène qui se joue lors d'une agression antigènique, chaque acteur assume le rôle pour lequel il a été programmé. Si l'un — ou plusieurs — d'entre eux en a oublié une partie, l'immunité ne pourra correctement mettre en scène toutes ses possibilités ; il y a troubles immunitaires avec tout ce que cela peut sous-entendre.

Adresser au système immunitaire un message qu'il connaît (bactéries de son propre organisme), et qu'il est obligé de lire et de présenter à la source (les plaques de Peyer entre autres), assure une forme de rééducation de la mémoire immunitaire. Ainsi, on peut espérer de meilleures performances lors de luttes antivirales.

Il s'agit de prendre les bactéries aérobies récupérées lors d'une analyse de selles, de les faire « pousser » pour les identifier, puis de mettre chaque famille bactérienne dans son milieu optimal de développement. Une fois que l'on a obtenu un grand nombre de bactéries, on en stérilise une certaine quantité (quelques milliards en général), par une technique particulière appelée la *tyndallisation* (selon le nom de son inventeur, J. N. Tyndall). Ce procédé consiste à chauffer à 56° les bactéries pour les tuer sans les détruire. Il ne doit plus exister de possibilités d'infection, mais la « photographie » des bactéries (la configuration de leurs sites) est absolument conservée. En effet, c'est l'ensemble des constituants des bactéries qui va être « lu » par le système immunitaire. La lecture se fait à l'aide des anticorps anti-idiotypes.

Une maladie de système ou une pathologie auto-immune se développe sur un manque de protection du soi biologique de l'individu, ou sur une perte de la reconnaissance du soi biologique.

Une fois obtenu ce « médicament » sous forme d'une solution des diverses bactéries tuées, il faut faire une dilution adaptée à chaque personne. Cette dilution est déterminée en utilisant les données de l'examen clinique (interrogatoire, auscultation et examen à « mains nues »), de la biologie sanguine et de l'immunité cellulaire. Chaque cas sera un cas particulier. Il est tout à fait absurde de vouloir pratiquer des thérapies à visée immunitaire sans déterminer de prime abord l'état biologique du terrain, afin de ne pas faire d'erreur d'appréciation. Si un traitement est correctement conduit, il peut entraîner une disparition quasi complète des troubles.

Est-ce la guérison ? Pourquoi pas, mais il faudra être très prudent avant de l'affirmer. Combien de fois n'a-t-on pas vu de guérisons miraculeuses en apparence mais sans aucune amélioration profonde du terrain, qui va laisser repartir quelque temps après la même pathologie, ou une autre plus intense ! Il faudra suivre les impacts du traitement par une biologie précise montrant les variations du terrain, modifier la thérapeutique si nécessaire, et ne pas abandonner celle-ci tant que le trouble de base n'est pas contrôlé.

Une altération immunitaire met parfois un à trois ans

pour déstabiliser l'individu. Penser pouvoir régler le problème en quelques mois est une utopie irréaliste et non professionnelle. Les traitements à visée immunitaire peuvent durer trois ou six ans.

Un des meilleurs exemples est celui de l'herpès récidivant. L'herpès est un virus se développant toujours à l'endroit de son installation primitive : soit sur les lèvres, soit au niveau génital. Nous disposons de médicaments efficaces contre les poussées aiguës. Mais il n'existe aucune thérapie permettant d'éliminer ou tout du moins d'empêcher la récidive des poussées. Il faut donc tricher, et faire en sorte que l'immunité sache mieux se défendre contre les virus qui lui échappent. Actuellement, les injections d'*auto-vaccins intestinaux* sont l'indication la plus efficace pour relancer une bonne information immunitaire limitant les poussées dans un premier temps, puis permettant d'obtenir ensuite leur disparition. Mais, cet effet n'est jamais atteint avant un minimum de vingt mois !

Une polyarthrite rhumatöde évoluant depuis peu de temps, deux ans par exemple peut nécessiter trois à quatre ans de traitement ! Plus long que la maladie elle-même ? Non, car n'oublions pas que le trouble immunitaire qui a précédé l'arrivée à la surface de la maladie date, lui, d'au moins cinq ans !

Il faut que médecins et patients sachent ces vérités.

Un traitement par auto-vaccins ne se met pas toujours facilement au point ; des tâtonnements dans la détermination des doses, des fréquences d'injection variables (de deux à sept semaines) nécessitent une bonne coopération entre médecin et malade. Cette coopération n'est réalisable que si le patient sait ce que l'on attend de lui : une participation active à la mise au point de son traitement et une auto-évaluation de son état. Il doit donc connaître son terrain, pour le moins la traduction intelligible des données biologiques de son terrain.

4) *Immuno-protecteurs des loci les plus exposés*

A côté des produits permettant une modulation des réactions immunitaires, existent des possibilités d'informer l'organisme qu'il doit respecter certaines zones de son soi biologique, zones attaquées par non-reconnaissance de leur appartenance à ce soi.

On connaît bien les sites ou loci HLA qui sont les plus fréquemment visés lors de maladies immunitaires. Dans le groupe B, ce sont, à titre principal, les B5, B7, B8, B27, B35. Dans le groupe des DR, ce sont les DR1, DR3, DR4, DR5. Si on obtient de la part de l'organisme, par un stratagème quelconque, la fabrication de protecteurs de ces HLA exposés (cf. chapitre 3), une partie de la maladie auto-immune va être occultée. Occultée ? Oui, mais contrairement aux drogues habituelles, ce n'est pas au niveau des manifestations pathologiques que cette protection s'effectue. C'est bien *à la base* du problème immunitaire qu'elle agit ; nous disposons donc d'une nouvelle possibilité d'intervention, qui d'ailleurs s'allie parfaitement bien avec les auto-vaccins. Ces deux thérapeutiques ont des points d'impact différents, des modes d'action différents, mais un but commun : atteindre le trouble immunitaire à la source, seule attitude cohérente laissant espérer une guérison.

CHAPITRE 7

Espoir

La médecine prédictive est très simple :

— Déterminer dès la naissance le soi biologique de chacun.

— Tirer les conclusions pour ne pas agresser les potentiels de défense de l'individu.

— Appliquer ces précautions pour une prévention de masse « triée ».

— Faire des états des lieux tous les trois à sept ans en fonction des susceptibilités personnelles et familiales.

— Choisir l'option de la guérison dès le début, et ne réserver les thérapeutiques de stabilisation que pour les maladies diagnostiquées trop tardivement ou qui échappent à la prédiction et aux traitements immunitaires.

Connaître le terrain ainsi que la biologie actuelle le permet, offre la chance inespérée de mieux adapter la thérapeutique, ou plutôt les thérapeutiques des maladies rencontrées. C'est le point d'impact majeur qui doit faire évoluer les mentalités médicales, vers *l'espoir réel qui n'est pas tant dans les traitements des maladies installées, que dans le décryptage de la biologie afin de savoir si une maladie n'est pas en train d'enfreindre les lois immunitaires de l'individu pour apparaître au grand jour dans quelques années.*

Tout ce livre restera lettre morte si le monde médical ne prend pas conscience de cette vérité : la maladie ne naît pas, elle s'enfante lentement ! Elle se forge mois après mois, année après année, pour remonter à la surface lorsque l'organisme, lassé, baisse les bras.

Le médecin possède actuellement une panoplie biologique importante pour détecter les prémices de la lutte, il peut savoir quand l'organisme faiblit, il connaît le type d'agression supporté, il doit en tenir compte.

Cette médecine prédictive se fait par le médecin pour le patient. Celui-ci a le droit de la refuser. Mais dans ce monde « du tout savoir », il doit pouvoir choisir en connaissance de cause. Son éducation médicale se fera et lui permettra son choix en toute liberté.

Il est essentiel, à notre ère de progrès, que les découvertes de laboratoire passent dans le domaine de l'application quotidienne pour un diagnostic plus précoce, un traitement mieux adapté et une chance de réelle guérison des grandes maladies.

Glossaire

Acétylcholine : Médiateur chimique (hormone) libéré par certains nerfs du système neuro-végétatif, et permettant la dilatation des artères et des capillaires, renforçant la contraction des organes du tube digestif, déclenchant la contraction et la sécrétion abondante des bronches.

Acide aminé : Molécule de base de la protéine. On connaît quelques vingt-deux acides aminés constituants élémentaires des protéines. Il en existe :
— des indispensables à la vie humaine, que l'alimentation devra apporter (valine, leucine, isoleucine, lysine, thréonine, méthionine, cystéine, cystine, phénylalanine, tyrosine, tryptophane) ;
— des non indispensables, synthétisés (fabriqués) par l'organisme (glycocolle, alanine, sérine, acide aspartique, asparagine, acide glutamique, acide hydroxyglutamique, glutamine, proline, hydroxyproline).

Acquis : Qualificatif d'une pathologie ou d'un phénomène physiologique exprimant la notion d'acquisition durant la vie. C'est le contraire de congénital.

Aérobie : Se dit d'organismes microscopiques (en général des bactéries) dont la vie ne peut être assurée qu'en présence d'oxygène.

Allopathie : Littré définit l'allopathie comme étant une « méthode de traitement dans laquelle on fait usage de médicaments dont l'action sur l'homme sain produit des phénomènes morbides autres que ceux qu'on observe chez le malade ».
En fait, c'est la technique thérapeutique classique qui traite le symptôme sans s'occuper de la maladie.

Anticorps : Substance fabriquée par le système immunitaire à partir des lymphocytes B, après reconnaissance d'un intrus (l'antigène) viral, bactérien ou chimique, afin de le neutraliser.

Anticorps anti-idiotypiques : Anticorps particuliers fabriqués par l'organisme contre certaines de ses spécificités, les anticorps idiotypes. Ces anticorps idiotypes sont reconnus comme des antigènes par l'organisme qui va fabriquer contre eux des anticorps anti-idiotypiques.

Antigène : Substance vivante ou structure chimique étrangère à l'organisme et pouvant être reconnue comme telle

Atypique : Se dit d'un phénomène ou d'un tissu ou d'une cellule qui ne correspond plus à la physiologie, ou à la normalité.

Collagénose : Voir *Pathologie de système.*

Complexe majeur d'histocompatibilité (CMH ou HLA) : Ensemble de corpuscules existant à la surface de la plupart des cellules de l'organisme et permettant de définir l'immunité de l'individu. C'est le déterminisme spécifique de l'immunité de l'espèce humaine. Jean Dausset lui-même, dans son livre *HLA Complexe majeur d'histocompatibilité de l'homme,* note que ce terme de CMH devrait laisser la place à « complexe majeur de l'immunité ».

Congénital : Caractérise un phénomène physiologique, ou plus souvent pathologique, apparu dès la naissance.

Connectivite : Équivalent de la pathologie de système. Voir ce terme.

Cytomégalovirus : Virus responsable chez certaines personnes « prédisposées » de pathologies très variables allant de la simple diarrhée au cancer du côlon.

Démyélinisante : Se dit d'une affection atteignant une structure de soutien des tissus nerveux, comme la substance blanche dans la sclérose en plaques (SEP).

Échographie : Utilisation de l'équivalent du sonar des marins pour étudier un organe comme le foie, la rate, le cœur (échocardiographie), les reins, l'utérus ou la prostate, etc.

Écosystème intestinal : Équilibre écologique des différentes familles bactériennes, virales ou parasitaires de l'intestin permettant une vie « harmonieuse » à l'intérieur de celui-ci, avec respect de toutes les familles minoritaires et conservation de toutes les fonctions d'assimilation, de digestion et de protection propre à l'organe « intestin ». Il a été dénombré quelque quatre cents familles bactériennes différentes vivant en plus ou moins bonne intelligence ; ces familles sont subdivisées en espèces, multipliant ainsi le nombre de formes bactériennes dans l'intestin. Ce milieu est responsable également d'une partie de la formation du système immunitaire à la naissance, et de l'information immunitaire au cours de la vie.

Endotoxines bactériennes intestinales : Toxines sécrétées physiologiquement (normalement) par les bactéries intestinales, et filtrées par les différentes structures hépatiques. Elles sont nécessaires au bon fonctionnement hépatique, mais également à la bonne information pancréatique.

Epstein-Barr Virus : Appartient à la famille des *Herpes viridae* comme les CMV, l'herpès, l'HBLV.

Virus responsable de la mononucléose infectieuse, il peut atteindre les cellules hépatiques et déterminer de véritables hépatites. Il a été dans les années 85-86 soupçonné de la maladie des yuppies ou mononucléose infectieuse chronique, aussi appelée syndrome de fatigue chronique ; en fait il ne doit dans ce cas être considéré que comme virus d' « accompagnement » du syndrome pathologique, et non comme responsable.

Ayant la particularité de présenter une ressemblance d'une partie de lui-même avec une partie de l'organisme humain (HLA DR 1, DR 4, DRW 14), il peut être indirectement responsable, lorsque le terrain le permet, du développement de pathologies rhumatismales comme la redoutable polyarthrite rhumatoïde.

Gène : Élément du chromosome conditionnant la transmission et l'expression d'un caractère héréditaire (par exemple la couleur des yeux, des cheveux, mais pas toujours le caractère psychologique contrairement à certaines affirmations chères aux grand-mères et à toutes les belles-mères...).

Génome : Ensemble des caractères héréditaires transmis aux enfants, déterminés par les gènes situés sur les chromosomes. L'hérédité dans ce cas inclut aussi bien les caractères spécifiques de l'espèce, que les anomalies (tares) retrouvées chez un ou deux des parents. Le terme « enfant » pouvant sous-entendre les enfants du couple mari-femme, comme les enfants d'une cellule. Parmi les « tares » non visibles « à l'œil nu », il est bon de signaler que le génome humain contient actuellement la présence de quelque trois cents virus, vraisemblablement hérités au cours des siècles et des ères !

Hépatocytes : Cellules sécrétrices du foie

HIV : Human Immunodeficient Virus, virus responsable du SIDA.

HLA : Sigle signifiant à l'origine Human Leukocytes locus A. Il est admis de le définir actuellement comme « Human Leukocytes Antigen ». Ce sont des récepteurs qui existent sur les cellules humaines, et leur étude d'ensemble détermine le complexe majeur d'histocompatibilité (CMH). Ils sont divisés en deux classes : la classe I comprend les groupes A, B, CW ; la classe II les groupes DR, DQ et DP.

Un *site HLA* est un corpuscule situé sur toutes les cellules de l'homme pour la classe I (sauf les globules rouges), et sur les cellules plus spécialement immunocompétentes pour la classe II.

Homéopathie : Selon Littré, « méthode thérapeutique qui consiste à traiter les maladies à l'aide d'agents qu'on suppose doués de la propriété de produire sur l'homme sain des symptômes semblables à ceux qu'on veut combattre ».

Hôte : Celui ou celle (organisme, tissu ou cellule) qui héberge le virus, la bactérie, la greffe ou l'étranger.

Imagerie médicale : Moyen d'exploration permettant de « traduire » l'examen en une image : soit la radiographie, soit la photographie de la scintigraphie ou de l'échographie.

Interféron : Facteurs de croissance nécessaires au bon passage des messages lançant tout le complexe de l'immunité cellulaire contre les agressions étrangères.

Interleukine : Messagère des courtes distances entre les différents globules de l'immunité cellulaire permettant également le passage des « conclusions » de celle-ci vers l'immunité sanguine.

IRM (Image par résonance magnétique . Résonance magnétique nucléaire étudiant par mécanisme vibratoire des cellules l'anatomie d'un organe. Potentiellement plus efficiente que le scanner.

Locus (pluriel : Loci) : C'est l'emplacement sur un chromosome d'une particularité génétique (comme un site HLA par exemple). Par extension, on peut parler de locus HLA DR1 ou DR4, lorsque ces sites DR1 ou DR4 existent chez une personne.

Lumière : Intérieur d'un organe creux comme l'intestin ou un vaisseau.

Lymphocyte : Famille de globules blancs responsables de toute la défense immunitaire antibactérienne, antivirale, antitumorale, antichimique, etc. Ils sont également la mémoire vivante de l'organisme et déterminent la réponse contre l' « agresseur ». L'organisme peut, au même titre que pour la mémoire des faits et des souvenirs, perdre cette mémoire immunitaire. C'est le début des troubles immunitaires et de leurs cohortes de pathologies infectieuses, virales, de système ou cancéreuses. Ce trouble de mémorisation plus ou moins accentué, et accompagné de la disposition du « terrain » à fabriquer telle ou telle maladie, représente le passage obligé pour développer cette maladie.

Lymphoïde : Qualificatif attribué à certains tissus conjonctifs susceptibles de fabriquer des lymphocytes.

Maladie auto-immune : Maladie immunitaire dans laquelle l'organisme ne se reconnaît pas en temps qu'unité, et voulant neutraliser une partie malade de lui-même qu'il considère comme étrangère, l'attaque, déterminant ainsi des lésions de l'organe-cible, qui aurait dû être protégé et nettoyé, plutôt que détruit ou agressé : cas de pancréatite et de diabète, de maladies rhumatismales, d'hépatites, etc.
Ceci parfois est dû à certaines ressemblances qui existent entre une molécule virale responsable de la première affection, et une partie de l'organisme.

Métastase : Cellule partie d'une tumeur en général, qui suit le courant sanguin ou la circulation de la lymphe pour aller se fixer dans les ganglions lymphatiques, un os, le foie, le poumon, la plèvre, ou le cerveau. Elle a le même pouvoir malin que la tumeur d'origine.

Monocytes : Cellules du sang circulant, n'ayant qu'un seul noyau, d'où leur nom. L'augmentation de ces monocytes signe la nécessité pour l'organisme de lutter contre un antigène, souvent un virus.
Leur premier rôle connu, décrit historiquement par Metchnikoff, est celui de la phagocytose : attaquer l'antigène, l'avaler pour le digérer, puis présenter les reliquats de cette « digestion » aux cellules concernées, les lymphocytes qui, eux, vont déclencher toute la réaction immunitaire : fabrication d'anticorps (immunoglobulines), mémorisation de l'étranger ou plutôt de la photographie de l'étranger, réponse rapide dès que cet étranger ou un autre déjà rencontré revient attaquer l'organisme.

Mononucléose infectieuse : Maladie très contagieuse, en général bénigne, se manifestant par une angine avec de nombreux ganglions cervicaux, une intense fatigue pendant quelques semaines. Appelée la « maladie du baiser »..., elle se transmet par la salive et atteint en général les adolescents. Son intérêt dans l'étude du terrain est la « personnalité » du virus responsable de la maladie, l'EBV (Epstein Barr Virus).

Pathogène : Possibilité qu'a un microbe, un virus ou une agression, de déclencher des maladies. C'est le contraire de saprophyte.

Pathologie de système : Maladie déstabilisant le tissu de soutien des organes atteints (cartilage, peau, synoviale, etc.), en liaison avec un trouble immunitaire lié à une agression virale le plus souvent.

Physiopathologie : Étude du phénomène entraînant la maladie.

Prédictif : Renseignement d'ordre en général biologique « prédisant » les possibilités pathologiques d'un individu donné.

Protéine : Assemblage de différents acides aminés de l'espèce, formant ainsi une structure stable, appelée protéine : muscle, partie de nerfs, peau, récepteurs chimiques, locus HLA, etc. Ces protéines sont, après l'eau, le constituant le plus important de tous les êtres vivants.

Trois fonctions sont dévolues aux protéines :

— plastique, en constituant des cellules et des tissus ;
— métabolique, en tant qu'enzymes, hormones, anticorps ;
— énergétique, en tant que composés énergétiques (rentrant dans les cycles de production de l'énergie pour le fonctionnement des métabolismes de base).

Résonance magnétique nucléaire (RMN) : Voir *IRM.*

Saprophyte : Un germe saprophyte n'est pas pathogène, c'est-à-dire qu'il vit sur son hôte (que ce soit un homme ou un animal) sans déclencher de maladies.

SIDA : Syndrome immuno-déficitaire acquis. Le terme « acquis » marque la différence avec les syndromes immuno-déficitaires congénitaux dus à des pathologies souvent héréditaires.

Suivi médical : Technique biologique, clinique, physique, ou d'imagerie, permettant d'établir des critères précis d'évolution de la maladie ou d'action du traitement.

Tomodensitométrie : Plus couramment appelé scanner, cet examen à base de rayons dessine les différents reliefs des organes, avec une précision de l'ordre de cinq à huit millimètres.

Vaccin : Injection ou absorption d'une ou de plusieurs substances antigèniques dans l'organisme ayant la capacité d'induire la fabrication par ce dernier d'anticorps spé‹ ifiques contre ces substances.

Vaccin vivant atténué : Utilisation de virus, le plus souvent, vivant et de « pouvoir agressif » atténué, pour obtenir un effet vaccinant. Cette utilisation est très dangereuse et peut laisser des traces indélébiles dans l'immunité de l'organisme. De toute façon, tant que l'immunité cellulaire ne sera pas « adulte », ces vaccins sont rejetés par la communauté immunologique... position ignorée voire rejetée par la majorité des médecins, surtout des pédiatres ! En 1989, il s'agit des vaccins anti-fièvre jaune, anti-polio buvable (Sabin), anti-rougeole (Rouvax), anti-oreillons (Imovax), anti-rubéole (Rudivax), BCG et de l'ancien vaccin anti-variolique. Certains, comme le BCG, ne devraient surtout pas être effectués avant l'âge de la maturité immunitaire sanguine, deux ans disent certains, mais l'ensemble des immunologistes recommandent sept à onze ans !

Adresse utile

Pour tout renseignement pratique concernant la médecine prédictive, le profil protéique et les autres examens « prédictifs » mentionnés dans cet ouvrage, vous pouvez prendre contact avec :

ARPA : Association Recherche Profil Autovaccin, 6, rue de la République, 11 000 Carcassonne.

Bibliographie

ASTRUC, *Pathologie infectieuse de l'enfant*, Flammarion.

BAULIEU E.-E., *Hormones, aspects fondamentaux et physio-pathologiques*, Hermann, 1978.

BERCHE P., GAILLARD J.-L., SIMONET M., « Bactériologie. Les bactéries des infections humaines », revue *Médecine Sciences*, Flammarion, 1988.

BLAMOUTIER et ZAEGEL, « L'Antigénothérapie bactérienne », *La Revue du praticien*, 1983 ; 33:2379.

CHANGEUX J.-P., *L'Homme neuronal*, Fayard, 1983.

CORNIC A., *Stress et Spasmophilie*, M. A. Éd., 1984.

DAUSSET J., PLA M., *HLA Complexe Majeur d'Histocompatibilité de l'Homme*. Flammarion, *Médecine Sciences*. 1985.

DEGOS L., *ABCD de HLA*, Masson, 1988.

DUCLUZEAU R., RAIBAUD P., *Écologie microbienne du tube digestif. Actualités scientifiques de l'INRA*, Masson, 1979.

DUCLUZEAU R., RAIBAUD P., « Les Bactéries du tube digestif », *La Recherche*, n° 1, janvier 1984.

EHRLICH P., « Experimentelle unter-suchungen über Immunität I Ueber Ricin », *Dtsch. Med. Wschr.*, 1891 ; 17:976-1218.

P. Bernasconi, *Flore et écosystème intestinal*, Laboratoire Biocodex.

GACHELIN G., « Émotions et Immunité », *La Recherche*, n° 177, mai 1986.

GERNEZ A., *Introduction à la pathogénie et à l'éradication de la Cancérisation Athéromateuse*, Cahier du Groupe de Biologie Nihous.

GESHWIND N., *La Recherche*, n° 167, juin 1985.

GIRAUDET P., FAURE A., FROT J. C., *La Réaction inflammatoire. Physiopathologie et exploration clinique*, Vigot Éd., 1984.

HANNEMANN, *Doctrine homéopathique ou Organon de l'art de guérir*, J. B. Baillière et Similia.

HAUSER W. E. Jr, REMINGTON J. S., « Effect of antibiotics on the immune response », *Am. J. Med.*, 1982 ; 72:711-16.

KAHN J. C., KAHN A., « L'athérome : une maladie tumorale ? » *Médecine/sciences*, n° 3, mars 1987.

MALE D., CHAMPION B., COOKE A., *Immunologie. Le Système immunitaire et sa régulation*, Medsi Éd./McGraw-Hill, 1988.

Infections virales cérébrales, revue *Médecine Sciences*, nov. 1988.

MOLIÈRE, *Le Malade imaginaire*.

PASTEUR, *Œuvres complètes*.

PILLY E., *Maladies infectieuses à l'usage des étudiants en médecine*, par un collectif de professeurs et maîtres de conférence de pathologie infectieuse, Crouan & Roques Éd., 1971.

RAIBAUD P., DUCLUZEAU R., TANCRÈDE C., « L'effet de barrière dans le tube digestif ; moyen de défense de l'hôte contre les bactéries exogènes », *Med. Mal. Infect.*, 1977 ; 7:130-34.

ROEDIGER W. E. W., « Role of anaerobic bacteria in the metabolic welfare of the colonic mucosa in man », *Gut*, 1980 ; 21:793-98.

ROITT I., BROSTOFF J., MALE D., *Immunologie fondamentale et appliquée*, Medsi Éd., 1985.

ROUDIER J., RHODES G., PETERSEN J., VAUGHAN J. H., CARSON D. A., « The Epstein-Barr-Virus Glycoprotein gp 110, a molecular link between HLA DR4, DR1, and Rheumatoid Arthritis », *Scandinavian Journal of Immunology*, vol. 27, n° 4, April 1988.

ROUX H., LUXEMBOURG A., ROUDIER J., *Immunorhumatologie*, Solal Éd., 1989.

RUBBIA L., GABBIANI G., « Phénotype des cellules musculaires lisses artérielles et athérosclérose » revue *Médecine Sciences*, juin 1989 ; n° 6 ; 5:389-395.

SEIGNALET J., *Le Groupage HLA en rhumatologie*, Masson, 1986.

SENN, *La Balance des topiques*, éd. Celsius.

STARON T., *L'Encyclopédie nutritionnelle de l'homme. Textes choisis*, 1984.

TANCRÈDE C., RAIBAUD P., « Abord écologique de la flore digestive. Étude des effets secondaires des antibiotiques », *Concours médical*, 1978, 100:4101-4106.

TOURNADE H., PELLETIER L., GLOTZ D., DRUET P., « Toxiques et Auto-Immunité », revue *Médecine Sciences*, 1989 ; 5:303-310.

Table

DEUXIÈME PARTIE :

VERS LA MÉDECINE PRÉDICTIVE

La composition de ce livre
a été effectuée par Bussière à Saint-Amand,
l'impression et le brochage ont été effectués
sur presse CAMERON
dans les ateliers de la S.E.P.C. à Saint-Amand-Montrond (Cher)
pour les Éditions Albin Michel

AM

Achevé d'imprimer en décembre 1989
N° d'édition : 10866. N° d'impression : 9361-1741.
Dépôt légal : janvier 1990.